DE

L'EMPLOI DU FER

ET DES

DIVERS MÉTAUX LOURDS

dans le traitement des Anémies

PAR

Le D' F. BOUILLAT

DE L'UNIVERSITÉ DE PARIS

PHARMACIEN DE PREMIÈRE CLASSE

PARIS

VIGOT FRÈRES, ÉDITEURS

23, PLACE DE L'ÉCOLE-DE-MÉDECINE, 23

1901

DE
L'EMPLOI DU FER

ET DES

DIVERS MÉTAUX LOURDS

dans le traitement des Anémies

PAR

Le D' F. BOUILLAT

DE L'UNIVERSITÉ DE PARIS

PHARMACIEN DE PREMIÈRE CLASSE

PARIS

VIGOT FRÈRES, ÉDITEURS

23, PLACE DE L'ÉCOLE-DE-MÉDECINE, 23

1901

AVANT-PROPOS

Au moment de terminer nos études médicales, nous nous faisons un devoir d'adresser nos remerciements à tous ceux qui ont contribué à notre instruction.

Nous avons eu l'insigne faveur d'être admis, comme stagiaire à la Pitié, dans le service de M. le docteur Faisans qui nous a appris d'une façon nette et complète, sans se lasser jamais, l'examen clinique du malade et les principes de l'exploration de l'appareil respiratoire ; M. le docteur Albert Robin, tout en nous enseignant l'examen clinique, nous a donné les notions relatives à la nutrition et de précieuses leçons de thérapeutique ; dans service de notre vénéré maitre, M. le professeur Til-aux, nous avons trouvé un accueil bienveillant et reçu un enseignement si net, si précis, que nous ne saurions trop le remercier.

Nous ne voulons pas oublier l'accueil que nous avons reçu dans le service de M. le docteur Maygrier ni les précieuses leçons cliniques de M. le professeur Dieulafoy, de M. le professeur Pinard, de M. le docteur Raymond à la Salpêtrière.

Que tous nos maîtres reçoivent ici l'expression de notre sincère gratitude.

Nous savons tout l'honneur que nous a fait M. le professeur G. Pouchet en acceptant la présidence de notre thèse et, en le remerciant pour les conseils qu'il a bien voulu nous donner, nous le prions d'accepter l'humble hommage de notre profonde reconnaissance.

Paris, ce 25 mars 1901.

INTRODUCTION

Ce n'est pas sans une certaine appréhension que nous nous sommes mis à écrire ce modeste travail sur le traitement des anémies et de la chlorose.

On a tellement écrit et discuté sur cette question, qu'il semble qu'il n'y ait plus rien à en dire. Toutefois, la dernière communication de Cervello aux médecins français, par l'intermédiaire de la Société de thérapeutique, sur le pouvoir hématogène des métaux lourds a remis la question à l'ordre du jour ; mais, s'il est vrai que Cervello et son école ont expérimenté, d'une façon suivie, l'action des métaux lourds sur le sang, cette action n'en était pas moins déjà connue depuis longtemps, quoique en réalité peu appliquée ; et, avant Cervello, d'autres avaient employé les métaux lourds et s'en étaient bien trouvés.

Dans ces dernières années, on a envisagé les anémies et la chlorose non plus seulement comme des maladies du sang, mais aussi comme la conséquence d'un vice de nutrition amené par un trouble passager ou chronique

L'étude de la nutrition des tissus, et celle de la nutrition totale de l'organisme ont fourni, au cours de ces dernières années, de précieuses indications au point de vue du traitement et de la thérapeutique à suivre.

Il n'est donc pas étonnant que le traitement des anémies revienne à l'ordre du jour et qu'on cherche à profiter dans certains cas des propriétés hématogènes des métaux lourds.

Nous nous proposons d'examiner d'abord d'une façon brève les anémies, en insistant plus particulièrement sur certains points, puis, nous verrons quelles sont les indications thérapeutiques pour chacune d'elles; nous examinerons ensuite quelles sont les préparations qui ont paru donner les meilleurs résultats thérapeutiques, en nous cantonnant simplement dans la liste de celles qui ont été plus spécialement préconisées dans ces dernières années, et nous constaterons à ce sujet, qu'à côté des préparations ferrugineuses, on a préconisé des composés d'arsenic, de cuivre, de zinc, de mercure et même de nickel et de cobalt.

L'école italienne et l'école allemande se sont attachées spécialement à cette question, leurs efforts ont fait un certain bruit, mais, si les résultats jettent un jour nouveau sur l'action pharmaco-dynamique du fer et des métaux lourds, c'est grâce à l'avancement de l'étude physiologique et pathologique de la nutrition, étude qui a permis de nouvelles conceptions à l'égard des propriétés thérapeutiques de ces métaux.

Nous regrettons de ne pouvoir donner ici qu'un simple

exposé de la question et malheureusement nous n'apportons pas d'expériences personnelles longues à obtenir.

Nous serons cependant heureux si ce modeste travail peut servir à quelque travailleur, et, si nous paraissons avoir émis quelques idées un peu avancées et seulement prouvées en partie, nos maîtres nous le pardonneront, car nous ne faisons qu'interpréter les faits que nous voyons se dégager d'expériences peut-être encore en nombre trop restreint.

CHAPITRE I

Les anémies et la chlorose

On a rangé, en médecine, sous le nom d'anémies un certain nombre d'états pathologiques dont la principale caractéristique est une altération du sang.

Le sang chez les anémiques subit des modifications dans le nombre et la grandeur des hématies. Le plus souvent leur nombre est diminué, et c'est en partie sur cette diminution que M. le professeur Hayem base sa division en anémie simple, anémie moyenne et anémie extrême.

De plus, on constate d'une façon générale que, dans les anémies simples ou moyennes, les globules nains prédominent, tandis que les globules géants ne sont qu'en faible proportion. Dans les anémies extrêmes, au contraire, et dans l'anémie pernicieuse plus particulièrement, le chiffre des globules géants s'élève progressivement et peut atteindre jusqu'au tiers du chiffre total. On constate aussi, dans les anémies, une vulnérabilité anormale des hématies, vulnérabilité que M. Hayem décèle surtout par l'étude du sang des anémiques après dessication; la contractilité amiboïde des hématies est modifiée, et l'on voit des hématies avec prolongements tentaculaires faiblement colorés par de l'hémoglobine; on en voit d'autres se transformer en petits bâtonnets noueux, étroits, longs de 3 à 12 μ se déplaçant rapidement et qui ont été souvent pris pour des parasites.

Une preuve de l'altération protoplasmique des hématies est donnée par le fait suivant: à l'état normal, leur protoplasma se colore par les couleurs acides; mais, lorsque la contractilité de ce protoplasma est atteinte, toutes les parties en dégénérescence ne se colorent plus par les couleurs acides, mais par les couleurs basiques.

Les hématoblastes, au contraire, augmentent de nombre, et, lorsque cette augmentation est durable elle est l'indice d'un arrêt dans leur évolution. Quoique formés en moins grand nombre qu'à l'état normal, ils ne parviennent pas à se transformer en hématies.

Les leucocytes eux-mêmes subissent des modifications et on voit les leucocytes éosinophiles augmenter de nombre dans la plupart des anémies, alors que les basophiles diminuent. Quelquefois le nombre total des leucocytes augmente, mais seulement dans certaines anémies symptomatiques comme, par exemple, celle qui accompagne les néoplasies.

En dehors de ces diverses modifications de nombre et de dimension des globules du sang, on constate aussi que l'oxyhémoglobine du globule rouge a diminué dans des proportions variables suivant la gravité de l'anémie.

Cependant, dans certains états d'anémie grave, on constate que la richesse des globules en hémoglobine est au-dessus de la normale; mais dans ces cas, on voit d'autre part que le nombre des globules est presque réduit au minimum, ce qui permet d'expliquer cette anomalie.

Étudié méthodiquement par Hénocque et ses élèves, le dosage de l'hémoglobine dans le globule rouge a donné des résultats merveilleux au point de vue du diagnostic et aussi du pronostic des anémies. De plus, il permet de suivre pour ainsi dire pas à pas le malade dans l'évolution progressive ou régressive de la maladie et guide le médecin dans sa thérapeutique active.

Ce dosage de l'hémoglobine dans le sang, la connaissance de « la richesse globulaire », comme l'a appelée M. Hayem, a bientôt amené les thérapeutes à prendre en considération ce qu'Hénocque appelle « l'activité de réduction », c'est-à-dire l'appréciation de l'action des tissus mis en contact avec le sang.

Connaissant la valeur du liquide sanguin, pour avoir une idée exacte de l'état de l'organisme de notre malade, il faudra donc étudier comment se fait l'absorption de l'oxygène dans ses tissus, comment l'oxyhémoglobine se transforme dans l'intimité de la substance organique vivante, comment elle perd son oxygène pour se changer en hémoglobine réduite.

La vitalité du sang qui est le liquide nourricier lui-même est certes indispensable à connaître, mais, si nous voulons nous rendre compte de ce que c'est qu'un anémique, il nous faut connaître la capacité d'absorption des tissus mis en contact avec le sang, pour pouvoir envisager la question d'une façon complète.

M. le professeur Bouchard, à propos des maladies par ralentissement de la nutrition, dit : « Le caractère commun de l'activité de toute particule vivante est donc un double mouvement moléculaire continu d'introduction et d'expulsion, en même temps qu'un travail continu de transmutation chimique, l'un qui suit l'introduction, l'autre qui précède l'expulsion. D'un côté translation, de l'autre, transmutation, double travail physique, en même temps que double travail chimique. Ce sont ces phénomènes de la mutation intra-organique que l'on désigne sous le nom de nutrition et que je préfère nommer mutation nutritive...

« Quand on veut aborder l'étude pratique des maladies qui résultent d'un trouble de la nutrition, il importe de ne pas perdre de vue les quatre actes isolés qui résument l'ensemble des mutations nutritives. On doit donc rechercher les conditions du trouble morbide dans toutes les causes qui augmentent ou qui diminuent la translation de pénétration, dans celles qui augmentent, diminuent, pervertissent la transmutation assimilatrice, dans celles qui augmentent, diminuent ou pervertissent les transmutations rétrogrades, dans celles enfin qui augmentent ou diminuent la translation d'expulsion. »

A côté du dosage de la quantité d'hémoglobine du sang vient donc se poser une autre question de non moindre importance, car elle exprime en elle-même, pour ainsi dire, toute l'activité générale de l'organisme, nous voulons parler de la réduction de l'oxyhémoglobine dans les tissus.

Si l'organisme est doué d'une vitalité énergique, il absorbera rapidement l'oxygène contenu dans le sang, c'est-à-dire que l'oxy-hémoglobine sera rapidement réduite ; la durée de réduction sera donc plus courte et, par suite, l'activité de la réduction sera plus grande.

Si, au contraire, l'organisme a une activité faible, l'oxy-hémoglobine se réduira lentement et la durée de la réduction sera d'autant plus longue que l'activité sera moins énergique.

Durée de la réduction de l'oxy-hémoglobine et activité de la réduction seront donc toujours deux termes en rapport inverse l'un de l'autre.

Dans certains cas, les anémiques et surtout les chlorotiques sont frappés à la fois dans la vitalité de leur sang et dans la vitalité de leurs tissus : pauvres en oxy-hémoglobine et doués d'une très faible activité des échanges nutritifs ; chez ces malades, le chiffre de l'oxy-hémoglobine est faible, et l'activité de réduction est faible aussi.

Dans d'autres cas, dans le cas d'anémie nerveuse par exemple, on rencontre des malades ayant une quantité d'oxyhémoglobine au-dessous de la normale et une activité de réduction parfaite, exagérée même dans quelques cas. Les indications thérapeutiques ne seront pas les mêmes dans les deux cas, et le traitement susceptible d'agir dans le premier cas, pourra être absolument inefficace dans le second.

Il y a quelques années, l'anémique, le chlorotique étaient des malades atteints de lésion sanguine et consécutivement en état de déchéance organique plus ou moins complète.

Cette compréhension de l'anémie n'est plus guère applicable qu'aux anémies post-hémorrhagiques chroniques.

En examinant de plus près les malades, on trouve chez tous le point de départ de leur anémie dans une atteinte de leur organisme soit par un poison, soit par une maladie infectieuse, soit par l'évolution d'une maladie chronique.

Seule la chlorose paraît ne pas devoir dépendre d'une de ces causes. On veut en faire une anémie spéciale, à part, anémie s'attaquant surtout au sexe féminin, sous la dépendance des organes génitaux ou du système vasculaire.

Au Congrès de Moscou (1897), on a beaucoup discuté sur la pathogénie de cette chlorose : M. Charrin, à la suite de quelques expériences sur la toxicité du sang, M. Blondel, à la suite de quelques succès thérapeutiques obtenus avec des préparations physiologiques d'ovaire, ont penché vers une auto-intoxication par arrêt d'élimination par les voies naturelles des déchets fonctionnels de l'ovaire considéré comme glande à sécrétion interne.

Cette théorie, quoique encore faiblement appuyée par l'expérimentation, a cependant des chances d'être acceptée, d'autant plus que les autres satisfont peu l'esprit et ne sont pas appuyées sur des bases plus sûres. La théorie nerveuse seule paraîtrait, dans certains cas, pouvoir être appliquée : Trousseau, Botkine ont vu des chloroses évoluer sans autre point de départ appréciable qu'une vive émotion, aussi, essaya-t-on d'en faire une névrose ganglionnaire. Pour Cocchi et Eissenmann, la moelle est en jeu, pour Jolly, c'est le pneumogastrique, pour Capland, le grand sympathique. Enfin, Stockmann et Meinert tâchent de relier cette pathogénie nerveuse à la théorie digestive en mettant en jeu l'intoxication alimentaire, le port du corset, l'entéroptose, en un mot, des troubles digestifs et des excitations répétées du plexus solaire amenant une perturbation des fonctions hématopoiétiques de la rate par irritation.

Quoi qu'il en soit au sujet de cette pathogénie, il est un fait certain, c'est que les anémies, soit suite de chlorose, soit suite de maladies infectieuses (fièvre typhoïde, variole, etc.), soit suite de maladies chroniques (tuberculose, syphilis, cancer etc.), soit suite d'intoxication (plomb, mercure, auto-intoxications), sont caractérisées, en dehors des phénomènes du côté de l'appareil circulatoire, par des troubles particuliers dénotant une nutrition défectueuse. Ce vice dans les actes de l'assimilation et de la désassimilation, qu'on le tienne pour primitif ou secondaire, n'a pas été envisagé assez sérieusement, tant au point de vue clinique qu'au point de vue thérapeutique, et l'on a été presque toujours obnubilé par le symptôme sang, essayant par tous les moyens de le faire disparaître, en s'inquiétant trop peu de la nutrition qui, en s'améliorant, amoindrit toujours les lésions hématiques.

En définitive, l'existence d'une affection locale ou générale préalablement développée paraît indispensable à l'établissement de l'anémie. Un trouble local peut être passager, il peut être prolongé plus ou moins longtemps ou revenir par accès ; une maladie infectieuse, une maladie chronique de même entrainent presque fatalement la débilitation du malade : l'anémie est créée, puis la maladie subit l'influence de l'anémie dont elle est la cause, et évolue sur un terrain propice peu résistant et sans défense : la déchéance s'accentue, et, comme le dit si bien M. le professeur Bouchard : « Quand la cause morbide est permanente, elle neutralise constamment l'effort continu de la nature médicatrice et la maladie persiste. »

L'anémie est encore la conséquence d'un abus physiologique de l'organisme (grossesses répétées, lactation prolongée, fatigue, surmenage), d'une surexcitation nerveuse avec dyspepsie consécutive. Dans tous ces cas, le vice de nutrition est primitif et l'utilisation des matériaux de reconstitution ne s'accomplit pas.

Il en est de même des anémies de la classe pauvre, où l'alimentation insuffisante, la privation de lumière, l'air confiné, etc., sont la cause d'un défaut d'apport au sang des éléments nutritifs capables de régénérer les hématies.

Chaque malade, par conséquent, fait son anémie avec une modalité différente, suivant la cause occasionnelle et aussi suivant le terrain plus ou moins bien défendu sur lequel elle évolue.

L'association de cette cause lui donnera sa caractéristique particulière, ce sera d'elle que dépendra l'intensité de l'anémie, ce sera surtout de son traitement rationnel que dépendra la guérison.

La similitude du terrain sur lequel évolue la chlorose de la femme, surtout de la jeune fille, sa fréquence dans les mêmes conditions, la répétition des mêmes symptômes pathologiques toujours constatés ont amené les cliniciens à en faire une anémie particulière avec un facies si caractéristique : pâleur verdâtre de vieille cire des téguments, boursouflement des tissus, perversions singulières de l'appétit, troubles divers du système nerveux ; état d'asthénie musculaire avec des souffles continus et à double courant des vaisseaux du cou.

M. Huchard, à la Société de thérapeutique en 1897 disait : « On est chlorotique et on devient anémique. » Pour lui la chlorose est distincte des anémies parce qu'on n'a pas pu rendre des chiens chlorotiques mais simplement anémiques. Pourtant, l'identité des lésions sanguines existe dans la chlorose et d'autres anémies : les hématoblastes évoluent identiquement, les urines contiennent les mêmes produits de déglobulisation, la bilirubine, l'urobiline, l'urohématine.

La chlorose est un mode d'anémie sous la dépendance d'une cause initiale encore inconnue, c'est assez probable, mais en faire une maladie spéciale nous paraît être une exagération ou plutôt un schéma à l'usage de la clinique.

L'excitabilité du système nerveux n'est pas la même chez tous les chlorotiques ; l'activité de réduction de l'oxyhémoglobine, indice, comme nous l'avons vu, de la nutrition plus ou moins active des tissus, n'est pas la même et présente de grandes variations. Les échanges nutritifs ne sont pas les mêmes, et, comme l'a prouvé

M. Albert Robin, aussi bien chez les anémiques que chez les chlorotiques, on peut trouver des échanges azotés diminués et une oxydation amoindrie procurant un coefficient d'oxydation azotée qui s'abaisse jusqu'à 75 % en moyenne au lieu de la normale 80 à 82 % : chez d'autres malades au contraire, ou peut trouver des oxydations et des échanges azotés augmentés qui dépassent la normale.

Il est évident, comme l'a encore montré M. Albert Robin, qu'à ces deux classes correspondront des conditions thérapeutiques différentes et M. Huchard lui-même a constaté que, suivant les cas, il y a des chloroses qui guérissent par un simple traitement hygiénique, d'autres par les ferrugineux, d'autres par l'arsenic, d'autres par le cuivre.

Cela, parce que le système nerveux n'est pas atteint de la même façon et ne réagit pas de même dans toutes les chloroses.

De sorte que considérés au point de vue biologique pur, abstraction faite du tableau clinique, il nous parait difficile de classer dans une même famille des cas aussi différents quant à la vie intime des tissus.

En définitive, nous voyons que les anémies et la chlorose sont des états pathologiques caractérisés par une déglobulisation plus ou moins intense, ou par un trouble des fonctions hématopoïétiques, ou par l'association de ces deux facteurs, sous l'influence d'un trouble local et passager ou, au contraire, d'une affection chronique.

Les symptômes qui différencient les diverses anémies dépendent :

1° De la richesse du sang en oxyhémoglobine, richesse dépendant du nombre des hématies et de la richesse personnelle du globule.

2° De l'activité de réduction de l'oxyhémoglobine dans les tissus, qui nous donne l'expression de l'activité des échanges nutritifs.

3° De l'état d'excitabilité du système nerveux.

4° Des manifestations morbides ou des états pathologiques localisés dans tel ou tel organe.

Les indications thérapeutiques en découlent naturellement. L'examen du sang permet, pour un certain nombre de malades, de rejeter complètement le diagnostic d'anémie dans le sens d'anémie indiquant une altération du sang.

L'observation d'une quantité physiologique d'hémoglobine permet d'écarter les ferrugineux pour ces malades et de leur éviter une fatigue.

L'appréciation de l'activité de réduction de l'oxyhémoglobine nous montre s'il y a dans l'anémie autre chose qu'une altération du sang; s'il y a des troubles importants dans les échanges nutritifs dont il faut tenir compte. Dans ce cas, la médication reconstituante du sang n'aboutirait qu'à la fatigue des organes digestifs, puisque l'absorption serait insuffisante et n'apporterait aucun bénéfice ni pour le sang, ni pour le malade. Il faut, dans ce cas, instituer une médication capable d'exciter l'activité générale des échanges et de donner aux tissus une vitalité supérieure.

Il est plus difficile de se rendre compte exactement de l'excitabilité du système nerveux; dans certains cas, il est possible cependant de constater une surrexcitabilité nerveuse plutôt qu'une anémie vraie et on arrive par un traitement sédatif et antispasmodique, à reconstituer l'état général du malade.

Dans d'autres cas, on constate une dépression qui se traduit physiologiquement par de la lenteur respiratoire, des modifications du pouls, de la tension sanguine, comme le démontre Lejard.

Enfin, la notion de l'existence d'une affection locale ou générale préalablement développée est également indispensable et son traitement doit être la première indication thérapeutique, l'état du sang pouvant, sinon revenir à la normale, du moins s'améliorer de ce chef dans une notable proportion sans l'action d'aucun hématique.

———

CHAPITRE II

Les indications thérapeutiques dans les diverses anémies.

Comme l'a très bien montré M. Huchard à la Société de thérapeutique, ce qu'on appelle la chlorose est justiciable de traitements totalement différents suivant les formes qu'elle prend et, malgré l'opinion générale, il est des cas où le fer, loin d'être un spécifique, est inutile et même parfois nuisible.

Dans les chloroses du premier degré de M. Hayem, le repos, l'air ensoleillé de la campagne, une alimentation convenable suffisent le plus souvent.

Le fait que l'hôpital réussit si bien quelquefois aux chlorotiques pauvres, indique que la guérison survient par suite de la suppression totale des travaux fatigants auxquels se livraient les malades.

A ce propos, il ne faut pas oublier que le surmenage est l'ennemi des chlorotiques et que l'effort qui n'est qu'un fonctionnement normal de l'organisme chez le sujet sain devient un surmenage pour le chlorotique. L'aptitude fonctionnelle de tous les organes de ce dernier est fort restreinte et il faut aussi bien lui éviter les promenades fréquentes et prolongées, qu'une alimentation dite « fortifiante ».

Pour combattre l'anémie, on devra donner tous les principes nutritifs dans un rapport convenable.

Puisqu'il faut favoriser un emmagasinement de l'albumine ainsi que la néoformation des globules rouges, on donnera des quantités moyennes d'albumine en même temps que de grandes quantités de graisses et une notable proportion d'hydrates de carbone.

Les aliments doivent être très digestibles et ne doivent pas renfermer de substances inutiles, afin d'éviter la dyspepsie et l'hyperesthésie stomacale qui se produisent souvent chez ces malades.

Les meilleurs aliments sont : la viande surtout saignante, les œufs, le lait, le fromage râpé, la farine fine de légumineuses, le pain blanc.

Parmi les stimulants, le bouillon, le bon vin rouge, la bière forte, l'extrait de malt.

Dans les cas plus graves, tout en suivant les préceptes d'hygiène alimentaire, on prescrira, suivant l'état du malade, une cure d'altitude moyenne (800 à 1000 mètres) dans un climat à l'abri des vents et des bourrasques, ou bien, dans les cas de chlorose torpide évoluant sur un terrain lymphatique par exemple, le séjour au bord de la mer ou dans certaines stations thermales.

Dans tous les cas, on devra éviter, par dessus tout la trop grande excitation.

Les médicaments à employer dans le traitement de la

chlorose sont peu nombreux. Jusqu'à ces dernières années c'était le fer sous toutes ses formes qui était la base du traitement. On le considérait comme le spécifique par excellence comme le mercure est celui de la syphilis. Dans certains cas, il ne donnait que des résultats médiocres, parfois nuls et d'aucuns l'accusaient même de méfaits sérieux.

Il n'avait point tort. Trousseau, lorsqu'il accusait les ferrugineux, dans certaines anémies, de produire une sorte de fièvre artificielle avec rougeur de la face, signes d'éréthisme cardio-vasculaire, fréquence du pouls, palpitations incessantes et violentes, etc.

Ces phénomènes, comme le fait remarquer M. Huchard, ressemblent énormément à une gastropathie médicamenteuse avec retentissement sur le système cardio-vasculaire.

M. Albert Robin en 1897 a formulé très nettement les indications et contre-indications du fer dans la chlorose en se basant d'une part sur des données biologiques, et d'autre part sur les propriétés pharmaco-dynamiques du fer.

M. Hayem pensait que le fer était contre-indiqué à la période de déglobulisation : ce fait est controuvé et il n'existe pas de signes cliniques certains permettant de déclarer avant tout traitement, si le fer convient à tel anémique ou l'arsenic, par exemple, à tel autre. Il est évident, et c'est un fait parfaitement reconnu, que, lorsqu'à la chlorose se joint une dyspepsie, lorsqu'il y a surtout de l'hyperchlorhydrie ou de l'hypochlorhydrie avec fermentations, les préparations ferrugineuses aug-

mentent encore cette acidité en donnant naissance à des
renvois, des nausées, des vomissements, de la gas-
tralgie.

M. Albert Robin, en étudiant les échanges azotés chez
les anémiques, a montré qu'ils sont tantôt augmentés,
tantôt diminués. Par suite, il y a lieu de conclure que
les moyens thérapeutiques qui ont pour but d'élever le
taux des oxydations agiront dans le même sens que la
cause morbide dans le cas d'augmentation des échanges,
et ne pourront exercer sur elle aucune action suspensive.
Ils sont donc contre-indiqués dans les anémies du premier groupe et l'on devra dans ce cas s'adresser aux médicaments qui modèrent les oxydations. Or, M. Albert
Robin s'est assuré par l'expérimentation que le fer qui,
théoriquement, est un réparateur chimique du globule,
accroît énergiquement les oxydations et produit une action
synergique avec le processus morbide lorsque la déglobulisation se complique de dénutrition azotée par excitation des échanges organiques.

Par contre, on sait que l'arsenic, à doses thérapeutiques, est un modérateur extrêmement puissant des
phénomènes d'oxydation et qu'il diminue considéra-
blement les échanges. C'est donc un médicament indiqué
lorsque le fer est contre-indiqué. et ces considérations
permettent de se rendre compte des insuccès du fer chez
certains anémiques alors que l'arsenic peut et doit
réussir.

En dehors de cette médication spécifique, il faudra
tenir compte des symptômes surajoutés (dyspepsie,
céphalée, névralgies, fièvres, etc.), mais en ne leur accor-

dant que l'importance réelle qu'ils ont et dans la mesure où leur cessation répond à un besoin pour la cure.

Dans les autres anémies, dites symptomatiques, la suppression de la cause ou le traitement de l'affection primordiale suffit parfois à les guérir lorsque l'anémie n'est pas arrivée à une période trop avancée.

Celles qui résultent du séjour dans les pays chauds, ou dans l'air confiné, l'anémie de la misère et du surmenage, peuvent cesser par le changement de climat, de milieu, de régime et d'hygiène générale. Il en est de même de l'anémie parasitaire qui d'ordinaire disparaît avec la cause.

Les anémies toxiques sont le plus souvent le résultat d'une intoxication aiguë par des gaz délétères comme l'oxyde de carbone ou l'acide sulfhydrique qui tuent les globules sanguins et produisent leur désorganisation et leur évacuation à bref délai, si le malade ne meurt pas. L'acide oxalique et quelques autres poisons organiques agissent de même par destruction en masse des hématies.

Dans ces cas, si le malade conserve assez d'hématies pour continuer à vivre, il présente quelquefois les symptômes d'une anémie profonde mais passagère, et des soins hygiéniques et une alimentation convenable le ramènent vite à la normale, sans qu'il soit nécessaire de recourir à un traitement médicamenteux.

Dans d'autres cas, l'anémie arrive progressivement à la suite d'une intoxication chronique (plomb, mercure, etc.) par les métaux lourds en général. Ceux-ci, le plomb surtout, forment partie intégrante des globules et favorisent leur désintégration prématurée en diminuant leur capacité respiratoire. Ils possèdent, en même temps, une action nocive sur l'organisme tout entier en entravant d'autre part les fonctions hématopoïétiques.

Dans ces cas, l'anémie n'est qu'un symptôme vulgaire, presque négligeable, devant les autres lésions, et le traitement de l'empoisonnement lui-même doit primer celui de l'anémie consécutive.

Dans les anémies succédant aux maladies infectieuses aiguës, une alimentation réparatrice, et le séjour au grand air suffisent presque toujours à les faire rétrocéder. On emploie avec succès, dans les convalescences longues et rebelles, l'hydrothérapie, les bains de mer, les bains salés, les cures d'eaux minérales. Le traitement médicamenteux ne doit être utilisé qu'en dernier ressort.

Les anémies chroniques sont peu susceptibles d'amélioration, car elles sont ordinairement sympathiques d'une affection incurable. L'anémie syphilitique qui s'établit au commencement de la maladie, disparait soit spontanément, soit sous l'influence du traitement mercuriel au bout d'un temps plus ou moins long. Le mercure, en effet, quoique rangé parmi les médicaments qui sont susceptibles de détruire les hématies, produit au commencement de son administration, un relèvement du nombre des hématies. Cette action est, du reste, peu durable et lorsque les phénomènes d'intolérance se manifestent, on voit la déglobulisation se produire par suite de l'action toxique du mercure sur les globules rouges.

Dans l'anémie tuberculeuse, le fer est d'ordinaire contre-indiqué à cause des phénomènes congestifs qu'il peut produire. On s'est servi quelquefois avec avantage de préparations d'arsenic et même de cuivre associées au traitement rationnel de la lésion tuberculose.

L'anémie cancéreuse commence dès que se fait la généralisation du cancer ; les hématies paraissent touchées dans leur intimité, et les fonctions hématopoïétiques s'accomplissent difficilement. Souvent aussi surviennent des hémorrhagies répétées. La déglobulisation se produit parfois avec une rapidité étonnante, et le nombre des globules rouges atteint presque le minimum suffisant à l'hématose. Dans ce cas les préparations ferrugineuses sont inutiles : l'arsenic, le cuivre ont paru donner quelques faibles résultats dans ces derniers temps, mais la cachexie ne s'en produit pas moins.

Les anémies post-hémorrhagiques relèvent, suivant leur gravité, soit des ferrugineux, soit de la transfusion du sang, soit des injections de serum artificiel.

M le professeur Hayem, dans ses leçons, a magistralement traité cette question et il n'y a rien à ajouter.

L'anémie pernicieuse progressive est une de celles contre lesquelles nous sommes le plus désarmés. Son étiologie est entourée de mystère, les altérations globulaires sont les plus prononcées, il y a un épuisement du processus de la rénovation sanguine, et le plus souvent, les malades succombent malgré les soins dont on les entoure.

Le fer, dans cette affection, n'a jamais donné aucune amélioration, sauf dans la première période de la maladie. L'arsenic a donné quelques résultats entre les mains de Padley et de Rummo, Fraser, Bigger, Barrs ont donné la moelle osseuse crue de bœuf ou de veau, à la dose de cent grammes par jour ; ils ont eu des succès inespérés et c'est, avec le repos absolu et la diète kéfirienne, la seule médication qui ait donné des résultats satisfaisants et de longue durée.

Nous ne pouvons mieux faire, pour nous résumer, que d'emprunter à M. Huchard cette phrase sur le traitement des anémies : « Beaucoup de repos, beaucoup d'air, un peu de fer. » Nous nous permettrons seulement d'en modifier le dernier terme, car, comme nous allons le voir, le fer peut être remplacé, et même avantageusement quelquefois, par un certain nombre de métaux lourds ; ceux-ci se montrent doués de propriétés hématiques par suite de leur action sur la nutrition en général.

CHAPITRE III

Le fer et les métaux pesants dans le traitement des anémies.

Peu de corps ont fourni autant de composés que le fer à la matière médicale. On peut dire que tous ont été essayés, vantés, puis délaissés, repris, puis rejetés de nouveau. Aussi, n'avons-nous pas la prétention de les passer tous en revue.

A l'heure actuelle, les composés à acides minéraux qui sont encore utilisés journellement sont : le chlorure ferreux (55,7 % de fer), l'iodure ferreux (10,8 % de fer), le carbonate ferreux (48,2 % de fer) et, plus rarement, le sulfate ferreux (36,8 % de fer).

Le fer réduit par l'hydrogène est complètement abandonné en raison de son action irritante sur la muqueuse gastrique.

Parmi les sels de fer à acides organiques, on emploie, de préférence, avec M. Hayem, le protoxalate de fer, le lactate ferreux, le tartrate ferrico-potassique. M. Huchard a préconisé le citrate de fer et surtout le citrate de fer ammoniacal.

Toutes ces préparations sont d'un usage courant en France et nous n'insisterons pas sur leur posologie; de l'avis de tous, ils donnent de bons résultats lorsque la médication ferrugineuse est indiquée.

Le glycérophosphate de fer a été employé dans ces dernières années, et, en France, a été surtout préconisé par M. Bardet qui en a été très satisfait dans le traitement de certaines anémies nerveuses.

C'est un corps non cristallisé, de formule indéterminée, qui se présente sous la forme de paillettes d'un vert jaunâtre. Il est peu soluble dans l'eau froide, plus soluble dans l'eau chaude, il est facilement altérable. MM. Alb. Robin et Bardet l'emploient rarement seul, mais associé le plus souvent aux glycérophosphates de chaux et de magnésie.

Sous le nom de ferrosol, Böhm a préparé une double combinaison d'oxy-saccharate de fer et de chloro-saccharate de sodium. C'est un liquide limpide, brun noirâtre, d'une saveur désagréable. Il se donne à la dose d'une cuillerée à café trois fois par jour. Stahlschmidt en paraît satisfait ; son usage ne s'est pas répandu.

Dans ces dernières années également, Siegfried a introduit dans la thérapeutique la carniferrine qui est le sel de fer de l'acide carniphosphorique, acide qu'il a retiré de l'extrait de viande. C'est une poudre insoluble dans l'eau, soluble dans les acides dilués ainsi que dans les bases faibles. Elle contient 3 % de fer et s'emploie à la dose de 0 gr. 30 à 0 gr. 50 par jour. C'est une préparation médiocre qui n'a pas donné les résultats qu'on en attendait.

Depuis que quelques pharmacologues ont formulé comme un dogme que les préparations ferrugineuses ordinaires sont insuffisantes pour produire un effet par résorption, on s'est ingénié à fabriquer et à introduire dans la thérapeutique une foule de composés martiaux organiques.

Le premier en date, et celui qui se présentait le plus facilement à l'esprit, est l'hémoglobine. On a employé cette dernière, en prétendant qu'elle renferme du fer sous un état tel qu'il peut être facilement assimilé par l'organisme.

Mais les derniers travaux de Schurig sur le sort de l'hémoglobine dans l'organisme, ceux de Cloetta et Kurato Marishima sur celui du fer hématique en général, démontrent que le fer ne peut être absorbé à l'état d'hémoglobine ou d'hémine par le tube gastro-intestinal. Cependant, l'année dernière, dans une série de recherches micro-chimiques, Abderhalden a trouvé que l'hémoglobine s'absorbe d'une façon analogue aux combinaisons ferrugineuses inorganiques.

Si l'on veut employer l'hémoglobine en injections hypodermiques ou intraveineuses, elle est bien résorbée et paraît se fixer dans le foie, la rate et la moelle osseuse, mais on constate aussitôt une irritation du rein qui se traduit par de l'albuminurie, de la néphrite et bientôt de l'hémoglobinurie.

L'hémoglobine est très difficile à préparer et surtout à conserver. On ne peut l'administrer que sous forme de dragées, sirop ou vin préparés d'avance. On la donne à la dose de 5 à 10 grammes par jour par prises de 2 grammes.

Elle a donné des résultats intéressants, mais, malgré les recommandations des cliniciens italiens, Maragliano, Castellino et Naldoni, son emploi n'est pas appelé à se généraliser. C'est un produit qui, tour à tour, vanté puis battu en brèche, comme l'a dit M. Patein, ne méritait « ni cet excès d'honneurs ni cette indignité ».

Dans ces derniers temps, Jolles est parvenu à extraire des globules rouges une matière soluble, faiblement acide, qui en renferme tout le fer et le phosphore. Ce corps a été appelé « Fersan ». Il se présente sous la forme d'une poudre brune, de saveur légèrement salée, d'odeur à peu près nulle, soluble dans l'eau et alcool faible, ne coagulant pas par la chaleur et se conservant bien, sans fermentation, ni moisissures.

C'est un albuminate, contenant du fer et du phosphate, ainsi qu'une faible proportion de produits amidés. La pepsine acide ne l'attaque pas sensiblement, et il se dédouble rapidement sous l'influence de la trypsine pancréatique.

Kornfield, Pollak, Silberstein et en France, Laumonier, s'en servent avec des résultats satisfaisants : il s'administre à la dose de deux à quatre cuillerées à café par jour et paraît être une bonne préparation à la fois alimentaire et thérapeutique qu'il sera intéressant de suivre.

Kobert, à la suite d'études sur l'absorption et l'élimination du fer dans l'organisme, admet que les préparations d'hémoglobine et d'hématine fournissent du fer plus facilement résorbé dans l'organisme ; il cherche alors par l'intermédiaire de réductions chimiques telles que l'action du zinc, du pyrogallol sur l'hémoglobine, à obtenir des préparations ferrugineuses douées d'une plus grande qualité de résorption.

Le produit obtenu par le premier procédé est l'hémol, le second est l'hémogallol.

On a constaté, en effet, après leur administration, une élimination par l'urine de 21 et même 23 % (Schmul) du fer absorbé, chiffre de beaucoup supérieur à ceux obtenus avec les autres préparations martiales. L'hémol se présente sous la forme d'une poudre d'un noir brunâtre, peu soluble dans l'eau ; Il s'emploie à la dose de 0 gr. 30 à 0 gr. 50 par jour en cachets ou en pilules.

L'hémogallol se distingue de l'hémol par sa coloration d'un beau rouge brun, il se donne à la dose de 0 gr. 50 en cachets ou en pilules une demi-heure avant les repas, il contient 2 % de fer.

Les élèves de Kobert, Bartilt et Alkins obtinrent de fort bons résultats par l'administration de ces substances aux chlorotiques et aux anémiques. Ils ne constatent point de constipation, les dents ne noircissent pas, et ces médicaments sont bien tolérés par l'estomac qui conserve l'intégrité de ses fonctions.

Toutefois, Alkins ayant observé, chez certains malades, de la constipation à la suite de l'emploi de l'hémol, emploie pour y remédier, un mélange à parties égales d'hémol et d'hémogallol qui lui donne de bons résultats.

Encouragés par les résultats favorables donnés par ces

substances, Kobert et ses élèves travaillèrent dans cette voie et découvrirent que l'hémoglobine peut se combiner à différents éléments pour former des composés qui s'écartent des matières colorantes du sang par leur constitution : c'est ainsi qu'ils obtinrent d'une part les hémols hologènes comme le Bromo-hémol et l'Iodo-hémol, d'autre part les hémols métalliques, comme le zinc-hémol, le cupro-hémol, l'arsenio-hémol, l'hydrargyro-hémol, etc. Ces corps jouissent tous d'une action tonique remarquable sur l'organisme, en dehors de l'action propre que leur imprime la présence du corps en combinaison avec l'hémoglobine. Le Bromo-hémol, par exemple, en dehors de son action sur le globule sanguin, dont il augmente l'hémoglobine, est doué, d'après Holst, d'un pouvoir sédatif remarquable vis-à-vis de l'épilepsie et de l'hystérie convulsive.

Quant aux composés métalliques, certains ont été employés contre l'anémie, nous les étudierons dans la suite.

Schmiedeberg, ayant isolé du foie le fer à un état de combinaison particulier, fit fabriquer un produit qu'il nomma « Ferratine » et qui s'obtient en faisant digérer plusieurs heures de l'albumine de l'œuf avec du tartrate de fer. Dans ces conditions, la Ferratine peut-être considérée comme un acide albumino-ferrique et non comme une combinaison saline de fer. C'est une poudre brunâtre qui contient 1,8 % de fer et qui a donné de bons résultats à la dose de 0gr. 50 à 1 gr. 50 par jour, entre les mains de Pio Marfori. Germain Sée l'a beaucoup vantée en France. Cependant, d'après les observations de Bau-

holzer, de Jacquet, de Kundig et de leur avis même, cette
préparation ne possède aucune supériorité sur les autres
préparations martiales.

A la suite de la théorie de l'hématogène de Bunge,
Goppler a fabriqué un Ferro-vitellinate de fer, combinaison de fer avec l'albumine du jaune d'œuf. C'est un
corps de saveur de jaune d'œuf, très stable, qui s'émul-
sionne facilement avec les huiles. Il contient 9,7 % de fer,
des graisses et de l'albumine. On a voulu en faire un
aliment médicamenteux : malheureusement, les résultats
ne sont pas merveilleux, et, de même que les nucléo-
albuminates de Dawidoff, ce produit n'est pas destiné
à entrer dans la pratique courante.

Dans le même genre d'idées, à côté des caséinates de
fer, nous trouvons la Ferro-Somatose qui se présente
sous la forme d'une poudre d'un brun clair, soluble dans
l'eau, et qui contient 2 % de fer en combinaison organique. Van Noorden, Roos, Panzer, Franzwerner en ont
obtenu de forts bons résultats, dans le traitement de
l'anémie, à la dose de 4 à 6 cuillerées à café par
24 heures. C'est en même temps un aliment et un ferrugineux. Il possède une légère action laxative et les
malades le supportent très bien, engraissent et leurs
hématies augmentent en nombre et en richesse en hémoglobine. Malheureusement c'est un produit excessive-
ment cher et son usage pourra difficilement se vulga-
riser.

Enfin, en Allemagne, dans ces dernières années, on
s'est adressé aux végétaux pour obtenir des combinaisons organiques de fer plus facilement assimilables.

Strascheni a retiré de l'épinard commun qu'il faisait pousser dans des terrains ferrugineux, une nucléo-albumine ferrugineuse insoluble dans l'eau, contenant 1 % de fer. Cette poudre est difficilement attaquée par le suc gastrique et même par le suc pancréatique.

Ces corps, retirés des plantes, et connus sous le nom de Spino-ferrine et de Ferratogène, de l'avis même des expérimentateurs et de Cloetta en particulier, sont des préparations qui n'ont pas répondu à ce que l'on attendait d'elles.

Nous avons vu à propos de l'hémoglobine, qu'on avait essayé de l'employer en injections hypodermiques ou intra-veineuses, et que l'on avait dû y renoncer : D'autres préparations ferrugineuses on été essayées de même. Ce sont les citrates, tartrates, pyrophosphates et peptonates de fer.

Birgelin a employé le citrate d'oxyde de fer et surtout le citrate ammoniacal à la dose de 0 gr. 10 en solution aqueuse à 1/10.

Avec le citrate de fer, il eut des réactions violentes fébriles, quelquefois des abcès, toujours une réaction locale douloureuse; il persista pendant longtemps une nodosité bleuâtre, sensible à la pression, à l'endroit où se faisait la piqûre.

Avec le citrate de fer ammoniacal, les inconvénients sont moindres; dans certains cas il y eut fort nettement une amélioration rapide, dans d'autres cas, les phénomènes d'irritation générale se montrèrent si violents qu'il fallut interrompre le traitement.

Ménella a publié des résultats assez satisfaisants à la

suite d'injections sous-cutanées des solutions suivantes qu'il injectait à la suite l'une de l'autre :

I. — Iode bi-sublimé 0 gr. 20.
> Iodure de potassium q. s. pour dissoudre.
> Eau distillée 20 gr.

II. — Citrate de fer ammoniacal 1 gr.
> Eau distillée 20 gr.

Il injectait successivement un à deux centimètres cubes de chaque solution et prétendait éviter ainsi les accidents arrivés à Birgelin.

Malgré tout, la médication hypodermique n'est pas susceptible d'être employée à cause de l'action irritante locale et générale de toutes les préparations ferrugineuses.

Comme l'a dit M. le professeur Jaccoud, il y a déjà longtemps, il ne faut pas croire que le seul traitement de la chlorose soit la médication ferrugineuse. S'il n'y en avait pas d'autres, 50 % des chlorotiques ne guériraient jamais.

On a utilisé, vers 1850, le manganèse dans le traitement de la chlorose, en raison de sa présence dans le sang (traces) et surtout de sa parenté avec le fer.

En 1848-1850, Hannon, de Bruxelles, et Pétrequin, de Lyon, conseillèrent les préparations de manganèse dans les cas de chlorose, d'anémie, de cachexie, en un mot, dans tous les cas où il faut régénérer le sang et accroître les forces vitales. Ils obtinrent de bons résultats, dans certains cas.

Dans la suite, Rabuteau, puis Debierre, étudièrent

avec soin l'action des sels de manganèse et employèrent le sulfate, le chlorure, le carbonate et surtout le lactate de manganèse.

Le carbonate se prescrit le plus souvent en pilules à la dose de 0 gr. 20 à 0 gr. 50 par jour ; le sulfate peut être donné en potion à la dose de 0 gr. 40 à 0 gr. 60. Le lactate et le citrate se donnent aussi en potion ou en sirop à la dose de 0 gr. 30 à 0 gr. 50.

On donne de même en potion ou sirop le lactate et le citrate de manganèse à la dose de 0 gr. 30 à 0 gr. 50 par jour.

Rabuteau, dans la quatrième édition de son Traité de thérapeutique, combat déjà l'administration des sels de manganèse dans le traitement des anémies ; il donne pour raison que le manganèse ne saurait exercer une action analogue à celle du fer, puisqu'il n'existe pas dans l'hémoglobine. Woltering le repousse de même en disant qu'il n'améliore pas la composition du sang quoiqu'il absorbe l'hydrogène sulfuré. Cependant, dans des cas bien étudiés, Hannon, Pétrequin et Debierre ont noté des améliorations considérables qui ne peuvent être mises que sur le compte de l'action pharmacodynamique de ce métal.

Il est à remarquer toutefois qu'il est déjà plus toxique que le fer et que son emploi prolongé amène la désintégration d'une partie des globules rouges du sang.

L'arsenic a fait aussi son apparition dans le traitement de la chlorose et de certaines anémies. Il a donné de fort beaux résultats en raison de son action spéciale sur la nutrition. Il est surtout employé sous forme d'arsé-

niate de soude en granules d'un milligramme à la dose
de un à chaque repas.

On a remarqué que la liqueur de Fowler (arsénite de
potasse) administrée seule ou associée au fer ne donne
pas d'aussi bons résultats et que l'estomac tolère moins
bien l'arsenic sous cette forme.

Le cacodylate de soude est d'ores et déjà employé dans
le même cas : arrivera-t-il à détrôner l'arséniate de soude,
on ne peut pas encore le dire.

La médication employée par Liégeois dans certaines
anémies tuberculeuses et celle de Han nous fournissent
un terrain de transition pour arriver au traitement des
anémies par les métaux lourds. En effet, Han, de Jefferson medical college, prescrit avec succès l'arsénite de
cuivre à la dose quotidienne de trois à six milligrammes,
à prendre après les repas, par pilules de un milligramme et cela, sans chercher à reconnaître si l'action
thérapeutique était due à l'arsenic ou au cuivre.

Les préparations de cuivre ont été préconisées dans
ces dernières années, et les propriétés hématogènes de
ce métal ont été surtout mises en lumière par Cervello
de Palerme et Barabani, par Guagenti, Mercadante et
Scarpinato. Il a été employé sous forme de sulfate de
cuivre à la dose de deux à six centigrammes par jour, en
deux paquets, avec addition de sucre de lait. On fait
prendre un paquet à chaque repas de midi et du soir.

Luton avait bien avant eux employé l'acétate de fer à
la dose de 2 à 4 centigrammes par jour.

Liégeois avait également prescrit l'acéto-phosphate de
cuivre aux mêmes doses (2 à 4 centigrammes) en pilules

de 0 gr. 01 à prendre aux repas, mais leur exemple n'avait pas été suivi.

Kobert et ses élèves, puis Mercadante et Scarpinato, ont étudié et prescrit l'hémol cuivrique ou cupro-hémol. C'est une poudre brune, très fine, insoluble dans l'eau chaude ou froide, soluble dans les acides faibles et les alcalis, peu soluble dans l'alcool. Le cuivre s'y trouve à l'état de combinaison organique, dans la proportion de 2 %.

Le cupro-hémol s'emploie à la dose de 0 g. 10 à 0 gr. 50 par jour sans aucun inconvénient, et ces divers expérimentateurs lui attribuent l'avantage, sur les autres composés cuivriques en raison de sa faible action irritante.

Dans ces dernières années, Cervello fit étudier le zinc à un de ses élèves, Vincenzo Savoca ; ce dernier employa avec succès le sulfate de zinc à la dose de un à six centigrammes pris au moment des repas : à la suite de l'administration de cette préparation, pendant un mois il constata que le taux de l'hémoglobine était doublé, sans amener l'apparition d'accidents d'intolérance.

On a également employé l'hémol zincique qui a paru donner de bons résultats.

De même, Pittini et Messina étudièrent le pouvoir hématogène du cobalt ; ils firent des expériences sur des coqs, des lapins et des chiens, et ont constaté chez ces animaux une élévation du taux de l'hémoglobine jointe à une légère augmentation du nombre des globules rouges. Mais, malgré les résultats encourageants de leur expérimentation, ils n'ont point encore appliqué ces préparations à la clinique.

Pour être aussi complet que possible, il nous faut signaler aussi les sels de mercure qui donnent de bons résultats dans l'anémie syphilitique, fait qui a été constaté depuis déjà un siècle comme le rapporte Hallopeau dans sa thèse d'agrégation. Au point de vue de la régénération du sang, dans ces cas, Cervello, après bien des cliniciens français, s'est fort bien trouvé de l'emploi du calomel, pendant un certain temps, à la dose de quatre centigrammes par jour.

Malheureusement, si l'on continue la médication trop longtemps, il se produit de la déglobulisation d'origine toxique.

Nous voyons, en somme, qu'à côté des ferrugineux, les autres métaux lourds peuvent rendre des services dans le traitement de l'anémie, et que la pratique médicale peut tirer de bons effets de l'application de chacun d'eux. Ils paraissent tous agir dans le même sens en excitant la nutrition, en favorisant la régénération du sang.

Ils ne sont pas tous applicables aux mêmes cas et ne paraissent pas devoir se substituer indifféremment les uns aux autres ; une étude minutieuse permettra seule de déterminer les indications et contre-indications de tel ou tel métal pesant, et nous donnera probablement l'explication des insuccès qui les ont fait écarter jusqu'ici de la pratique courante.

CHAPITRE IV

Essai de pharmacodynamie.

D'après ce qui précède, nous voyons que pour le traitement de la chlorose et des anémies, en dehors de l'hygiène et des cures d'hydrothérapie par les eaux thermales, nous nous trouvons, au point de vue médicamenteux, en présence d'un certain nombre de corps divers. En première ligne, nous trouvons les ferrugineux, puis l'arsenic et enfin le manganèse, le cuivre, le zinc, le nickel, le cobalt et même le mercure. Il reste à signaler les chlorures alcalins et l'opothérapie ovarienne et thyroïdienne qui ont donné quelques résultats.

Que choisir et que prescrire dans les divers cas ? Il est fort difficile de se prononcer à priori même pour la chlorose : chaque cas particulier, suivant le tempérament, les antécédents, l'état du malade est susceptible de fournir des indications pour ou contre l'emploi de tel ou tel médicament.

Quoi qu'il en soit, nous croyons qu'il faut toujours

commencer par un traitement hygiénique appuyé par l'emploi des ferrugineux à acides minéraux ou organiques.

Ce sera la médication de choix toutes les fois que l'on pourra l'employer, qu'elle sera bien tolérée et que des symptômes surajoutés, la tuberculose par exemple, ne fourniront pas une contre-indication à son emploi.

Dans les cas de tuberculose, on sait que l'arsenic réussit d'ordinaire fort bien et on sera en droit d'appliquer d'emblée cette médication. Elle est ordinairement bien tolérée et influence d'une façon satisfaisante la nutrition.

Delpeuch, dans un travail fait sous l'inspiration de M. le professeur Hayem, conteste en partie à l'arsenic son pouvoir hématogène, mais, néanmoins, on ne peut le nier en présence des résultats obtenus. C'est certainement à l'action exercée par ce corps sur la nutrition générale qu'est due secondairement l'action sur le sang lui-même.

Les malades atteints d'anémies consécutives à une maladie infectieuse ou à une maladie chronique avec cachexie plus ou moins avancée, doivent, croyons-nous, être soumis à l'action des métaux lourds qui, ainsi que nous l'avons signalé, rendront les plus grands services lorsque les ferrugineux n'agiront pas.

Nous irons même plus loin et, en nous basant sur les divers travaux de ces dernières années, nous croyons, étant donné l'innocuité relative de cette médication et les résultats presque constants donnés par elle dans les cas de cachexie où elle a été employée, que le médecin est en droit de la prescrire avec confiance et en toute sécurité.

Le mercure devra être réservé pour des cas particuliers et surtout pour l'anémie syphilitique. En effet, l'action hématogène du mercure était bien connue avant les travaux de l'Ecole italienne : Gaillard, un des premiers, l'a constatée à la suite d'administration de sublimé et de proto-iodure de mercure.

Hallopeau, dans sa thèse d'agrégation, et Merger l'ont signalé comme étant employé avec succès et ont publié des expériences sérieuses montrant son action intense sur la formation globulaire au début de son emploi. Après eux, A. Robin, Benett, Liégeois, Kyes, Schlesinger ont constaté cette action aussi bien chez les hommes que sur les animaux (chien, lapin, etc.) en expérimentation. Mais malgré les résultats obtenus par Patira dans un cas d'anémie pernicieuse guérie en deux mois par l'ingestion journalière de cinq milligr. de sublimé, malgré la guérison d'une anémie grave avec cachexie rapportée par de Francesco, tous les expérimentateurs sont d'accord pour estimer que le mercure est doué d'un trop grand pouvoir toxique pour être employé autrement qu'à titre d'essai.

En effet, le mercure ne jouit que d'une propriété hématogène temporaire ; les globules rouges et l'hémoglobine ne s'accroissent que pendant un temps relativement court : la saturation de l'organisme se produit rapidement, et, au bout d'un certain temps, le mercure commence à donner naissance à des accidents toxiques. Ces accidents se traduisent par une moindre vitalité des

hématies et leur destruction exagérée qui ramène le sang
à une teneur égale sinon moindre que celle qui avait été
constatée au début du traitement.

Pour ce qui est du choix des préparations, pour chacun des corps ci-dessus, la question n'est point tranchée.
Certaines écoles emploient les unes de préférence aux
autres sans avoir, à proprement parler, de données bien
établies pour justifier leur choix.

En ce qui concerne les ferrugineux, nous croyons
pouvoir dire que les préparations de fer à bases albumi-
noïdiques ou dérivées de ces substances n'ont point
donné ce qu'on attendait d'elles et doivent en principe
être rejetées.

Malgré les travaux de Kobert et de son école à ce sujet,
les hémols ne paraissent pas supérieurs aux préparations
ferrugineuses inorganiques : on a prétendu qu'à la suite
de l'administration des hémols le fer s'éliminait en plus
grande quantité par les urines, et que, par conséquent,
le fer était absorbé en plus grande quantité. L'élimination du fer par le rein est en effet, pour Kobert, la seule
mesure de l'absorption du fer chez l'homme, car on ne peut
observer directement chez lui l'élimination par la bile
ni par le suc et l'épithélium intestinal. Le foie ne pren-
drait même, d'après Anselm, aucune part à l'élimination
du fer et cette élimination par le foie pourrait, d'après
cet auteur, être complétement négligée dans l'évaluation
d'un médicament martial.

Les hémols, d'après les travaux de Schmul, s'éli-
minent par la voie rénale en assez grande quantité,
puisqu'on a retrouvé dans l'urine, peu après leur absorp-

tion et sous forme de combinaison organique, une quantité de fer correspondant environ au quart (23,81 %) de la quantité d'hémol ingérée.

Ces résultats sont en contradiction avec les travaux de Kunkel et d'autres pharmacologistes qui font jouer au foie un rôle considérable dans l'accumulation et l'élimination du fer.

Pour ce qui est de l'accumulation du fer dans le foie, la question est jugée et ce rôle nous paraît être admis par la majorité des auteurs. Quant à l'élimination, les preuves matérielles manquent encore, mais l'expérimentation chez les animaux a cependant élucidé en grande partie cette question.

D'autre part, il n'est nullement prouvé que l'élimination par l'urine soit un signe de l'utilisation plus grande du fer et que les préparations s'éliminant par cette voie soient plus activement transformées que toute autre en matières colorantes du sang.

En outre, les hémols sont des préparations délicates, d'un prix élevé et dont la conservation est douteuse, et, chez nous, n'ont pas pris rang parmi les préparations courantes.

Doit-on associer les différents hématogènes et donner, par exemple, des préparations d'arsenic et de fer, d'arsenic et de cuivre ? Certains expérimentateurs ont obtenu de bons résultats de semblables associations. Toutefois, il n'y a pas assez de données sur ce sujet pour permettre de trancher la question.

Certains auteurs disent avoir obtenu des résultats surprenants de l'association du fer et du manganèse et, de nos jours, on a sauvé de l'oubli quelques formules de Hannon et de Pétrequin.

Han se trouve bien de l'emploi de l'arsénite de cuivre. Par contre, l'arséniate de fer. la liqueur de Fowler associée à la teinture de Mars tartarisée ou simplement au tartrate de fer et de potasse n'ont pas donné des résultats encourageants et l'on tend à ne plus prescrire les composés de fer et d'arsenic.

Il nous reste maintenant à aborder une question délicate, c'est l'action pharmacodynamique des métaux lourds sur le sang et la nutrition générale de l'organisme.

Cette question n'a guère été, jusqu'ici, envisagée que pour le fer et le manganèse, et les quelques données que l'on possède sur les autres métaux, sont éparses dans les divers travaux publiés au cours de ces dernières années.

Aussi, espérons-nous que l'on ne se montrera pas trop sévère envers nous et que notre tentative sera accueillie favorablement.

Les métaux lourds, fer, manganèse, cuivre, zinc, nickel et cobalt, dont nous voulons parler ici, sont fort rapprochés dans la classification de Mendeleeff. Rabuteau, dans la dernière édition de son Traité de pharmacologie et thérapeutique, niant sinon complètement, du moins en partie. les propriétés hématogènes du manganèse, avait senti le rapprochement de ces divers corps et particulièrement du nickel et du cobalt, lorsqu'il écrivait : « J'ai commencé sur les effets du fer et de divers métaux de la série tétratomique tels que le manganèse, le cobalt et le nickel, des expériences comparatives : mais ces trois derniers, administrés à doses faibles et prolongées, ne m'ont pas paru doués de propriétés hématogènes comme le fer, mais font plutôt diminuer le nombre des globules rouges ».

A quoi peut tenir cette différence dans les résultats obtenus par Rabuteau et ceux qui ont été publiés dans ces dernières années, nous ne le savons. Mais, nous ne sommes point étonné du fait de la diminution des globules rouges signalé par Rabuteau : on trouve cette diminution relatée parfois dans certaines expériences sur les animaux et c'est la première manifestation du pouvoir toxique de ces différents métaux. En effet, tous les métaux de cette série sont doués d'un pouvoir toxique assez énergique, cependant, leur toxicité n'est pas, comme le voulait Rabuteau, directement proportionnelle à leur poids atomique et à leur chaleur spécifique ; Blake a trouvé que le pouvoir toxique était à peu près constant pour les isomorphes, et a confirmé cette loi par l'expérimentation.

Ainsi, le fer a pour poids atomique 56 et il faut 0 gr. 32 de fer pour tuer un kilogramme d'animal. Le nickel, poids atomique 56 et il en faut 0 gr. 18 par kilog.; le cobalt, le cuivre, le zinc, ont respectivement 59,01, 63,46 et 65,01 pour poids atomique et il en faut 0 gr. 17 à 0 gr. 18 pour tuer un kilogr. d'animal.

Par conséquent, au point de vue de l'activité sur l'organisme, ces corps peuvent être placés à peu près sur le même pied ; de plus, lorsqu'on les emploie à doses moyennes et longtemps continuées, on peut assister à l'éclosion plus ou moins rapide de phénomènes toxiques qui se ressemblent pour tous et qu'on peut rapprocher de ceux constatés dans l'intoxication par les ferrugineux. Le tableau ne diffère que par l'intensité et par l'absence de l'action congestive hémorrhagique particulière aux sels de fer : on constate les mêmes : troubles digestifs, diarrhée profuse, diminution de l'activité cardiaque, modifications importantes des globules rouges, mouvements anormaux, spasmes fibrillaires, faiblesse générale et paralysie par suite d'une dépression intense du système nerveux central.

De même que le plomb et le mercure qui peuvent s'en rapprocher, à ce point de vue, ces métaux produisent des altérations organiques se traduisant surtout par la dégénérescence des parenchymes glandulaires, avec prolifération du tissu interstitiel de ces organes. On observe toujours aussi une tendance à l'ictère et à l'anémie grave.

L'action du fer et du manganèse sur les globules sanguins et sur la nutrition a été étudiée fort en détail par une foule d'observateurs, et, malgré le nombre considérable de travaux publiés sur ce sujet, la lumière n'est point encore faite complètement.

Un point élucidé cependant, est celui de l'absorption du fer. On a longtemps discuté à ce sujet, mais les expériences de Von Dielt, Oddi, Lemonnacco, Copolla, Kunkel, Voltering et Cloetta, ont démontré d'une façon certaine que le fer, soit alimentaire, soit médicamenteux (que ce médicament soit une préparation minérale ou organique), est absorbé au niveau du duodénum à l'état de combinaison soluble. (Proto-chlorure de fer en liaison plus ou moins directe avec les albuminoïdes transformés.)

Ce fer passe dans le foie où une partie se fixe, comme l'ont démontré les expériences de Kunkel, de Voltering et de Cloetta, et l'autre partie est entraînée par la bile dans l'intestin d'où elle s'élimine à l'état de sulfure. Une partie cependant peut être resorbée de nouveau.

La partie qui reste en circulation dans le sang est toujours faible et s'élimine par les urines.

Kobert comme nous l'avons vu n'admet l'action active du fer dans l'organisme, qu'autant qu'il s'en élimine de fortes proportions par l'urine. Cette hypothèse ne paraît pas démontrée par les résultats thérapeutiques obtenus avec les préparations s'éliminant en partie par cette voie. En outre, ce qu'on sait de l'élimination du fer par le rein, à la suite des injections de préparations ferrugineuses, et les accidents de néphrite causés par cette élimination semblent indiquer que le passage du fer par le rein en proportions si grandes, est plutôt un signe d'intolérance de l'organisme.

L'assimilation du fer est donc un fait acquis ; ce métal, partie constituante de l'hémoglobine, est apporté à l'économie par les aliments ou les médicaments. La clinique nous apprend que l'introduction du fer dans l'organisme qui en manque et qui n'a qu'un sang appauvri, favorise l'augmentation du nombre des globules et leur teneur en hémoglobine. Mais, les pharmaco-dynamistes discutent encore sur le mécanisme de cette action. Claude

Bernard voulait que le fer n'agisse qu'en favorisant la digestion et l'absorption :

Pour lui, le fer excitait le tube digestif en cheminant dans sa cavité. Pour Trousseau et Pidoux, c'est également un excitant des fonctions végétatives. Dujardin-Beaumetz a soutenu, dans ces dernières années, cette même théorie que le fer médicamenteux n'est qu'un stimulant et que la reconstitution du sang peut facilement se produire après la simple administration d'excitants de la nutrition générale, avec le seul fer des aliments.

Bunge enfin veut que le fer médicamenteux ne soit qu'un protecteur pour le fer alimentaire et qu'il n'agisse qu'en favorisant l'absorption de ce dernier.

Par contre, les hématologistes, à la suite de M. Hayem, nient l'excitation et invoquent l'absorption comme seule façon d'action du fer sur les globules rouges.

Le nombre des globules rouges augmente, mais ceux-ci restent petits et pâles si l'on n'administre pas de ferrugineux.

Cependant, les expériences de Mazzagalli proclament l'action excitante du fer sur le protoplasma cellulaire et notamment sur le protoplasma nucléaire et expliquent, par ce fait, la reproduction des globules sanguins. De plus, il est un fait acquis, c'est que les faibles doses de combinaisons de fer circulant dans le sang, sont celles qui produisent les plus grands effets thérapeutiques, tandis que les fortes doses produisent des troubles fonctionnels.

Nous croyons donc qu'il faut faire deux parts bien distinctes dans l'action pharmacodynamique du fer.

D'abord, son action en tant que principe constituant de l'hémoglobine, élément indispensable à sa constitution, et ensuite, il faut aussi considérer l'action excitante du fer sur le protoplasma vivant, surtout sur le protoplasma nucléaire.

Cette seconde action, qui jusqu'ici a été un peu méconnue, est peut-être la plus importante, puisque, dans le traitement de l'anémie et de la chlorose on peut substituer au fer des métaux qui ne font pas partie intégrante de la cellule et qui n'agissent que par leur présence sur la nutrition générale.

Gutt, élève de Kobert, a étudié dans sa thèse les différents métaux lourds au point de vue de leur présence dans la molécule de la matière colorante du sang. Il a reconnu la possibilité d'y fixer une petite quantité de manganèse et de cuivre, mais les combinaisons sont plutôt analogues aux combinaisons pathologiques du globule sanguin avec le plomb et le mercure... quoique ces métaux puissent être considérés comme normaux, à petites doses, dans l'organisme.

Le manganèse, employé avec succès par Hannon et Pétrequin, avait été envisagé comme médicament, à cause de la possibilité de sa présence à la place du fer dans la molécule de l'hémoglobine vivante. Cette expérience ne se réalisa pas, mais les résultats thérapeutiques furent bons et Debierre, dans une étude fort bien faite, constate une augmentation du nombre des globules rouges et de la quantité d'hémoglobine, chez un chien, auquel il administra quotidiennement, pendant un mois, cinquante milligrammes de lactate de manganèse.

Les résultats de l'emploi thérapeutique du manganèse par MM. Hayem et Ganod ne furent pas satisfaisants, mais ceux de Cervello et de Barabani, avec leurs expériences cliniques et physiologiques, nous incitent à considérer, comme un fait acquis, le pouvoir hématogène du manganèse.

De même, nous voyons le cuivre, qui avait donné déjà à Luton de bons résultats dans le traitement de l'anémie tuberculeuse, en donner encore de très satisfaisants, tant au point de vue clinique qu'expérimental, entre les mains de Cervello, de Mercadante, de Scarpinato et de Guagenti. Ceux-ci, soit avec le sulfate de cuivre, soit avec le cupro-hémol, obtiennent, après quinze à vingt jours de traitement, une augmentation du nombre des hématies, de l'hémoglobine de ces globules, et en même temps, une amélioration dans la nutrition générale du malade qui augmente de poids.

En outre, les expériences physiologiques ont été faites par eux avec les sels de cuivre, sur des animaux absolument privés de matières ferrugineuses, et ils ont constaté que le taux de l'hémoglobine s'est maintenu, et a même augmenté. Ce qui montre que ce métal est doué de propriétés fort actives sur la nutrition, lui permettant de faire utiliser à l'organisme son fer de réserve. Par conséquent, et à plus forte raison, peut-il permettre à l'organisme d'utiliser d'une façon complète son fer alimentaire.

Savoca, dans son étude sur le traitement de l'anémie par le zinc, arrive à des résultats analogues, soit avec le sulfate de zinc, soit avec le zinc-hémol. On voit des anémiques presque cachectiques, suite de malaria ou de maladies infectieuses, se remettre au bout de deux mois de ce traitement.

Leurs troubles dyspeptiques et névralgiques s'amendent, les malades reprennent de l'appétit et augmentent de poids en même temps que leur sang se rapproche de plus en plus du sang normal. Pittini et Messina ont obtenu des résultats expérimentaux fort satisfaisants avec le chlorure de nickel et celui de cobalt, chez des animaux privés de fer. Leur expérimentation n'a malheureusement pas encore été poussée jusque dans le domaine de la clinique, mais, tout porte à croire, vu la faible toxicité de ces métaux, qu'ils obtiendront avec ces corps des résultats analogues à ceux qu'ont donné le zinc et le cuivre.

C'est à dessein que nous avons réservé pour la fin l'opinion, sur ce sujet, de notre éminent maitre, M. le professeur Pouchet.

Dans son cours magistral de cette année, cours non encore publié, mais qu'il a bien voulu nous communiquer, M. le professeur Pouchet parlant des sources de thermogénèse, relativement aux rôles des oxydases, dit :

« Il est incontestable que, suivant la façon dont les
« oxydases sont influencées, soit par les phénomènes
« physico-chimiques, soit par une action médicamenteuse
« proprement dite, l'activité des échanges nutritifs est
« troublée ; les oxydations peuvent par conséquent être
« plus ou moins intenses et leurs produits changer dans
« une certaine mesure.

« L'observation nous montre que les phénomènes
« d'oxydation sont diminués dans une mesure apprécia-
« ble par les antiseptiques et les antipyrétiques qui sont,
« comme nous allons le voir, tous plus ou moins éner-
« giquement antiseptiques ; d'autre part, l'observation
« prouve également que l'activité des cellules, surtout
« dans les organes où l'on a pu déceler la présence des
« oxydases, est augmentée dans une notable proportion
« par l'introduction à petites doses de tous les métaux
« ou métalloïdes à poids lourds.

« L'intervention persistante de certains de ces éléments
« tels que arsenic, antimoine, plomb, mercure, etc., se
« traduit bientôt par des troubles profonds et graves que
« l'on n'observe pas, ou que l'on ne rencontre qu'à un
« bien moindre degré, avec d'autres corps ; l'action pro-
« longée d'autres éléments tels que iode, soufre, chlore,
« manganèse, fer, etc, paraît au contraire n'offrir que
« des avantages. Mais, quelle que soit la résultante
« finale, les petites doses manifestent toujours, au début,
« la propriété d'augmenter d'une façon très notable, les
« mutations nutritives de l'organisme.

« Il y a déjà fort longtemps que ce phénomène avait
« été mis en évidence, mais il n'avait probablement pas
« reçu l'interprétation que je vous expose en ce moment,
« c'est-à-dire l'intervention des oxydases. » (Cours du
15 décembre 1900.)

Nous voyons que précisant les recherches de Mazzagalli
relatives à l'action des métaux sur le protoplasma
nucléaire, M. le professeur Pouchet fait de ces métaux
des agents excitant surtout la fonction des cellules et

leur nutrition par la production plus abondante d'oxydases ; on commence, en effet, à apprécier l'action importante des oxydases dans les divers actes de la nutrition cellulaire.

Cette interprétation donnée par un de nos maîtres dont la compétence en la matière est partout reconnue, nous paraît être l'explication la plus rationnelle, du moins dans l'état actuel de la science, de l'action intime des divers métaux à poids lourd sur l'organisme.

Elle n'est peut-être pas entièrement confirmée par l'expérimentation, mais elle se substitue aux autres et est appelée à servir de jalon pour l'étude de cette question si complexe et ouvrira sûrement aux expérimentateurs des champs nouveaux.

CONCLUSIONS

Dans le traitement des diverses anémies et de la chlorose, il faut donner une grande place au traitement hygiénique et essayer de stimuler la nutrition générale au moyen des diverses préparations médicamenteuses.

Les préparations de fer, de cuivre, de zinc, de manganèse, etc., sont susceptibles d'être utilisées avec avantage dans les divers cas d'anémie.

Les résultats obtenus dans le traitement de ces maladies par les préparations de ces divers métaux à poids lourd, modifient la conception de l'action pharmacodynamique du fer. Il n'est plus possible d'admettre la régénération de l'hémoglobine par la pénétration du fer dans sa molécule, mais plutôt par une action stimulante sur la nutrition appartenant à un degré plus ou moins élevé aux divers métaux que nous venons de signaler.

Cette action stimulante sur la nutrition est probable-

ment due à l'action exercée par les métaux à poids lourd
sur les organes où l'on rencontre les oxydases et en
favorisant la production de ces dernières.

BIBLIOGRAPHIE

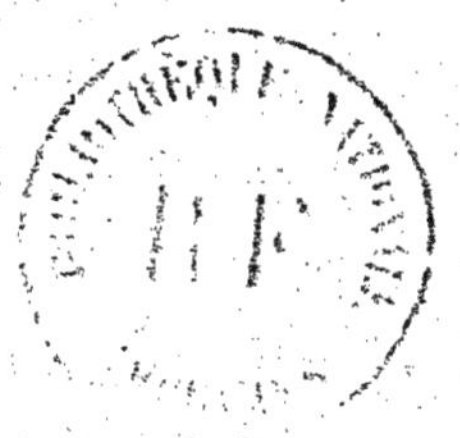

DUJARDIN-BEAUMETZ. — *Dictionnaire de Thérapeutique*, II. Article Fer, p. 612 à 617.

TROUSSEAU. — Clinique de l'Hôtel-Dieu, 5ᵉ édit., t. III, art. Chlorose, p. 533 à 553.

DEBOVE et ACHARD. — *Traité de médecine*. Maladies du sang (Dᵣ Luzet). t. II, p. 501.

BOUCHARD. — *Traité des maladies par ralentissement de la nutrition*, p.

A. ROBIN. — *Traité de thérapeutique*. Traitement de la chlorose (Audry), t. V, p. 251.

La Grande Encyclopédie, Art. Fer (Blondel).

GAUTIER. — *Chimie Biologique*. Edit. 1897, p. 616.

SOUBEIRAN et REGNAULT. — *Traité de Pharmacie*. Edit. 1885, p. 612.

WURTZ. — *Chimie Biologique*. Edit. 1885, p. 741.

MEHU. — *Chimie médicale*. Edit. 1878, p. 519.

BUNGE. — *Chimie Biologique*, X, p. 319 à 323.

1842. BOUCHARDAT. — *Annuaire de Thérapeutique*. 1842, p. 211.

1843. DUPASQUIER (de Lyon). — *Bulletin de thérapeutique*, 1843.

1849. HANNON. — *Etude sur le Manganèse*. Bruxelles, 1849

1852. Pétréquin. — Sur l'emploi en thérapeutique des sels de Manganèse. *Bulletin de Thérapeutique*, XLII, p. 195.

1854. Quevenne. — *Archives de physiologie, de thérapeutique et d'hygiène*, 1854.

1855. Soubeiran. — Discussion sur l'action des sels de fer et du fer réduit. *Bulletin général de Thérapeutique*, avril 1855.

1856. Mialhe. — Fer et ses composés, in *Chimie appliquée à à la physiologie et a la thérapeutique*, p. 283.

1865. Millet (de Tours). — Des préparations arsenicales.

1871. Plugge. — Untersuchungen des Knochen Gewebes aus Eisen, in *Pflugers' Archie. f. Physiolog.* t. IV, p. 101.

— Merget. — Action du mercure sur l'organisme. *Comptes rendus de l'Ac. des sciences*, décembre 1871, janvier 1872.

1873. Rabuteau. — Arsenic et sang. *Soc. de Biologie*, 1873.

1874. — *Traité de Thérapeutique et de Pharmacologie*, Paris, 1874.

— Jutt. — Ueber des Verbindungen des Blutfarbstoffes mit Schwer Metallen. *Inaugural Dissertation* Dorpat, 1874.

1874. Diet et Heidler. — Zur frage uber Resorption von Eisen verbindungen (Prag., *Vierteljarhsch*, 1874, p. 121.

1875. Studien uber die Ausscheidung des Eisen (*Sitz Berichte der W. Akademie*, mai 1875.

— Gaethgenes. — Action de l'arsenic sur la nutrition. (*Centralblatt f. medecin Wienssnch*, 1875, p. 529.

1876. Kosset. — Kenntniss der Arsenik Wirkung (*Arch. f. exper. Path. und Pharm.*, t. V, p. 128).

— Keyes. — The effect of small doses of mercury in modifying the number of the blood corpuscules in syphilis. (*The american journal of the medical sciences*, 8 janvier 1876).

1878. HALLOPEAU. — Du mercure. *Thèse d'agrégation*. Paris, 1878.

—   W. HAMBURGER. — Ueber die Aufnahme und ausschei-
        dung des Eisens (*Zeitsch f. physiol. Chemie*, 1878, II,
        2-3. p. 171).

1880. HAMBURGER (E.-W.). — Ueber die Aufnahme und Aus-
        scheidung des Eisens. *Zittsch. f. phys. Chemie*. 4,
        p. 248.

—   Em. ROBIN. — Recherches sur l'influence du traitement
        mercuriel sur la richesse globulaire. *Thèse*, Paris,
        1880.

—   BLAKE. — Sur le pouvoir toxique relatif des sels métalli-
        que. *C. R. Acad. des Sc.*, t. xcvi, p. 430.

1881. FOA. — Iniezioni di sali di ferro nella cavità peritonea
        degli animali et dell'uomo. *Giorn. della R., accad. di
        med. di Torino.*

—   HAYEM (G.). — Etude générale de la médication ferru-
        gineuse. Paris, O. Doin.

—   LÉPINE. — *Semaine méd.*, 1881, p. 61.

—   MEYER (H.) und WILLIAMS (F.). — Ueber acute Eisen-
        wirkung. *Archiv. f. exp. Path.*. 13, p. 70.

1881. DELPEUCH. — *Thèse* de doctorat, Paris, 1881.

—   VRYENS. — Recherches sur l'intoxication arsenicale aiguë.
        Archives de Physiologie, t. viii, p. 780.

—   Jules SIMON. — Conférence de thérapeutique à l'hôpital
        des enfants.

1883. KOBERT. — Zur pharmakologie des Mangans und Eisens.
        (*Arch. f. exper. pathol. u. pharm.*, 1883, XVI, 5 6,
        p. 361).

1884. BUNGE. — Ueber die assimilation des Eisens. (*Zeitsch.
        f. phys. Chem.*, 1884, X, 1, p. 49).

—   NEUSS. — Benutzung v. Eissenpraeparaten zu subcu-
        taner Injektionen, *Zeisch. f. Klin. med.*, 3, p. 1.

1883. GLAEVECKE. — Ueber subcutane Eiseninjectionen, *Arch.
        f. exp. Path. u. Pharm.*, 17, p. 466.

1883. KOBERT. — Zur Pharmakologie des Mangans und
    Eisens, *Arch. f. exp. Path.*, 16, p. 361, 378; Schluss-
    betrachtungen über Eisen, *Arb. des pharmakol. Instit.
    in Dorpat.*, VII, p. 123.

1884. BUNGE. — *Zeitsch f. physiol. chem.*, t. IX, p. 49, 1884.

— GROOT (J. de). — Solut. albuminatis ferrici dyalysata
    Ned. Tydschr. c. geneesk, 1884; — De Werking van
    martialia, *ibid.*, p. 605.

— KOBERT (R.). — Ueber Hæmol und Hæmogallol.
    Deutsche med. Woch. 1884, n° 28 en 29.

— COPPOLA. — Sul azione fisiologica del Nickel e del
    Cobalto. *Lo Sperimentale*, april 1884.

1885. BENCZUR (D.). — Haemoglobingehalt des menschlichen
    Blutes bei Chlorose und Anæmie unter Hœmoglobin,
    und. Blutzufuhr. *Deutsche Archic. f. Kl. med.*, 36, p. 365.

— BUNGE (G.). — Ueber die Assimilation von Eisen,
    Zeitschr., f. physiol. Chemie, 9, p. 49.

— DUJARDIN-BEAUMETZ. — Clinique thérapeutique. II.

1885. DEBIERRE. — Sur l'action physiologique du lactate de
    manganèse. *Soc. de Biologie*, 1885.

1886. HIRSCHFELD. — Contribution à l'étude des ferrugineux
    en injections hypodermiques. *Bull. génér. de thérap.*,
    15 juin au 30 juillet.

1885. GALLIARD. — Action du mercure sur le sang (*Archives
    générales de médecine*, novembre 1885).

1886. HIRSCHFELD (G). — Contribution à l'étude des ferrugi-
    neux en injections hypodermiques. *Bull. génér. de
    thérap.* 15 juin au 30 juillet.

— STRAHAN (J.) — An unrecorded danger from continued
    large doses of iron., *Brit. med. Journ.*, 18 sept.

— ZALESKI. — Studien über die Leber (*Zeitsch. f. physiol
    Chemie.* 1886, X, 6 p. 453.

1887. WALTER (P.-A.). — Zur Frage der Assimilation von
    Eisenpraparaten durch gesunde Menschen. *Jahrb.
    f. Thierchimie*, p. 95.

1887. ZALESKI (G.) — Z. Frage über die Ausscheid. ung des Eisens aus dem Thierkorper, und die Menge, etc., *Arch. f. exp. Path.* 23, p. 317.

— ZIEMSSEN (H. V.) UND GRUBER. — *Allg. méd. Central-zeitung, n° 75.*

1888. JACOBY (J.-C.) — Ueber Eisenausscheidung aus dem Thierkorper nach subcutaner und intravenoser Injection. *Jahrb. f. Th.-Chem.* 1888, p. 145.

1888. SCHULZ (H.) — Zur Wirkung und Dosirung des Eisens, *Ther. Monatsch.*, 1888, p. 11.

1889. BUNGE. — Ueber die Aufname des Eisens in dem Organism. des Sauglings. *Ztschr. f. phys., chemie*, t. XIII, p. 299.

1890. NOBEL (C. LE). — Ueber Ferrum Albuminatum und peptonatum dialysatum. *Dissertation, Heidelberg,* 1890.

1889. POHL (J.) — Ueber den Einfluss von Arzneimitteln auf die Zahl der kreissenden weissen Blutkorperchen, *Arch. f. exp. Path.* 25, p. 54-56.

1890. COPPOLA (J.) — Thérapeutique du fer inorganique. *Revista Sperimentale.* mars 1890.

— COPPOLA (F.) — Sul valore fisiologico e terapeutico del ferro inorganico, *Jahrb f. Thierchemie* 1890, p. 116.

1890. FAGGIOLI (F.) — La farmacologia secundo le legge biologiche, Arch. per le scienze med. 15. *Husemann's Jahrb.* 1891, p. 391; *Schmidt's Jahrb.* 1893, 8, p. 127.

— GAGLIO. — Sulla proprieta di alcuni sali di ferro e di sali metallici pesanti. *Ann. di chim. e formacol.,* 1890 *Jahrb. f. Tierchimie* 1890, p. 109.

— GOTTLIEB (R). — Beitrage z. Kenntniss der Eisenausscheidung durch den Harn. *Arch. f. exp. Path.* 26, p. 139.

— HOSSLIN (H. V.) — Ueber Ernahrungs-Storungen in Folge Eisenmangels in der Nahrung, *Zeitsch. f. Biol.*

18, p. 612; Ueber Hamatin-und Eisenausscheid. bei Chlorose, Munich. med. Wochens, 1890, n° 1.

1890. ROSENTHAL. — Fer en injections sous-cutanées. Nouv. Remèdes. 1890, p. 199.

1891. BUNGE. — *Ztschrf. f. physiol Chem.* Strassb. 1891, XVI, p. 173.

— BUSCH (C.) — Ueber die Resorbirbarkeit einiger organischen Eisenverbindungen, *Arbeitein des pharmak. Instituts in Dorpat,* VII, p. 85.

— CASTELLINO. — Sur la valeur thérapeutique de l'hémoglobine. *Nouv. remèdes* 1891, p. 518.

— CHAPOTEANT (S). — The advantages of a ferruginous alimentation : With clinical observations by Drs. Delattre, Bary, etc., Paris.

— DAMASKIN (N.) — Zur Bestimmung des Eisengehalts des normalen und pathologischen Harns, *Arb. d. pharmak. Instituts in Dorpat* VII, p. 40.

— GOTTLIEB. — Ueber die Ausscheidung-Verhaltnisse des Eisens, *Zeitschrf. f. phys. Chem.* 15, p. 371.

— SCHMUL. — *Inaugural dissert Dorpat.* 1891.)

— SOCIN. — In Welcher form wird das Eisens resorbit. (*Zeitsch. f. phys. Chem.,* X, n° 2, p. 93.)

— DASTRE. — De l'élimination du fer par la bile *Arch. de physiol.*, 1891, p. 136.

— HONIGSDHMIED (E.) — Liquor ferri mangan peptonat (Dr Gude). *Med. Chir. Centralbl.,* Wien, 1891, XXVI, 566-568.

— JACOBI (E.) — Ueber das Schicksal der in das Blut gelangten Eisensalzen. *Arch. f. exp. Path. u. Pharm.* 28, p. 256.

— KUMBERG (J.) — Ueber die Aufnahme und Ausscheidung des Eisens aus dem Organismus. *Arbeiten des pharmak. Instit. in Dorpat.* VII.

— KUNKEL (A.) — Zur Frage der Eisenresorption, *Pfluger's Arch. f. Phisiologie,* 50, p. 1, t. v u

— MARFORI (P.) — Ueber die Künstliche Darstellung einer

resorbirbaren Eisenalbuminverbindung. *Arch.f.exper. Pathol. u. Pharmakol.*, Leipz., 1891, XXIX, 212.

1891. MAZZAGALLI. — Studii sulle proprieta di alcuni metalli sule sangue. La terapia moderna 1891, *Husemann's Jahresbericht über* 1891, p. 391.

— NALDONI. — L'emoglobina nella cura delle oligemie ed oligocitemie, 1891.

— SCHMUL. — *Thèse de Dorpat*, 1891.

— SCHMUL (V.) — Ueber das Schicksal des Eisens im Thierischen Organismus, *Diss. Dorpat* 1891, *Centrbl. f. Therapie*, 1892, p. 121.

— SOCIN et BURR. — *Zeitschr. f. phys. Chem.* t. xv, p. 83, 140.

— STENDER (E.) — Mikroskopische Untersuchungen uber die Vertheilung des in grossen Dosen eingespritzen Eisens im Organismus, *Arb. d. pharmakol Instituts in Dorpat* VII, p. 100

— HUCHARD, Albert ROBIN, BARBIER et BARDET.— Rapport sur le traitement de la Chloro-anémie. *Bull. de la Soc. de Thérapeutique*, 1892, p. 64 et seq.

— P. MARFORI. — Ueber die kunstliche Darstellung einer Resorbirbaren Eisenalbumin Verbindung. (*Arch. f. exp. path. und pharm.*, XXIX, p. 212).

1892. ANSELME (R.) Ueber die Eisenausscheidung durch die Galle. *Arb. d. pharmakol. Instit. in Dorpat*, t. VIII, p. 51.

— BUNGE. — Weitere Unters. uber die Aufnahme des Eisens in dem Organism. des Sauglings, *Zeitschrf. f. phys. Chem.* 16, p. 173.

— BUNGE. — Ueber den Eisengehalt der Leber. *Zeitschrf. f. phys. Chem.* 17, p. 78.

— BERRY. — Zur Frage der Eisenresorption, *Diss. Zurich*, *Husemann's Jahresber. über* 1892. p. 372.

— KOBERT. — De l'action hématopoiétique de l'hémol et de l'hémogallol, *Nouv. remèdes*, 1892, p. 367.

1892. LAPICQUE (L.). — Quelques faits relatifs à la répartition du fer. *C. R. Société de Biologie*, 44, p. 607, *Jahrb f. Thierchimie* 1892, p. 367.

— ODDIE LEMONACCO. — Sul valore fisiologico e terapeutico de ferro inorganico, rep. in *Schmidt's Jahrb*, 1892, n° 6, p. 232.

— MAFORI (Pio). — Ueber die künstl. Darstellung einer resorbibaren Eisen-albumin verbindung, *Arch. f. exp. Path. u. Pharm.* 29, p. 212.

1893. DORI. — Fer en injections sous cutanées contre l'anémie. *Nouv. remèdes*, 1893, p. 524.

— GRSUE. — Ueber die Einwirkung des Zinks und seiner Salze auf das Blut. *Arbeiten des pharmak. Instituts in Dorpat*, IX, p. 155.

— SCHMIEDEBERG. — *Eléments de Pharmacodynamie*, 1 vol, Lierre, 1893, p. 289 à 296.

— LANG. — Nouvelle contribution à l'action thérapeutique de l'hémol et de l'hémogallol. *Nouv. remèdes*, p. 87.

— SIPSKI (S.). — Ueber die Ablagerung und Ausscheidung des Eisens aus dem thierischen Organismus. *Arb. des pharmakol. Instit. in Dorpat* IX, p. 62.

— MORNER (C. T.). — Zur Frage über die Wirkungsart der Eisenmittel. *Zatschr. f. physiol. Chem.*, Strassb., XVIII, 13-20.

— SAMOILOFF. — Beiträge z. Keinntniss des Verhaltens des Eisens im thierischen Organismus. *Arb. des pharmakol. Instit. in Dorpat* IX, p. 1.

— STOCKMANN (R.). — The traetment of chlorosis, *Brit. med. Journ.* 6 Mart 1893.

— STOCKMANN (R.). — The treatment of chlorosis, by iron and some other drugs. *Britisch. med. Journ.*, 1893. 23 avril.

1894. BARKER (L.). — On the présence of iron in the granules of the œsinophile leucocytes. *Bull. of. John Hopkins Hospital*, 1891.

1894. Bauholzer. — Beobacht. üb. die ther. Erfolge des Ferratins, *Central bl. f. in. Medic.* 1894. n° 4.

— Carrara (M.). — Assorbimento dei preparati naturali di ferro. *Bull. d. Sc. med. di Bologna.* 1894, 7 s. V- 330-348.

— Cohn (A.). — Ueber pilulae sanguinali Krewee, ein neues blutbildendes und natürliches Eisenpræparat. *Allg. med. Centr. Zig. Berl.,* 1894, LXIII, 325-327.

— Dahmen (M.). — Ueber Haemalbumin, ein neues diæte- tisches Præparat, und Leine Wirksamkeit bei Chlo- rose, *D. med. Woch.* 1894, n° 14.

— Hall (W. S.). — Ueber die Resorption des Carniferrins, Dubois. Reymond's, *Archic. Phys. Abth.* 1894, p. 155.

— Cervello. — Sol potere ematogene dei metalli pesanti. *Arch. de farmacologia et terapeutica.* 1895, p. 481.

— Cervello et Barabini. — Sol potere ematogene dei metalli pesanti. *Arch. de farm. et terap.* 1894. p. 481.

— Schmideberg. — Ueber das ferratin und Seine Diatetis- che und terapeutische anwendung. *Arch. f. exp. Path. u. Pharm.* 1891, XXXIII, p. 101.

— Harold. — Note on the use of ferratin in anaemia, *Prac- titionner.* Aug. 1894.

— Jaquet (A.) und Kundig (A.). — Ueber die Wirkung der Ferratins bei der Behandlung von Blutarmuth. *Cor resp. Bl. f. Schweizer Aerzte.* 1894, n° 11.

— Konert (R.). — Ueber das Eisen in diætetischer. *Hin- sicht D. med. Woch.,* 1894, n° 28 en 29.

— Kundig (A.). — Ueber die Wirkung des Ferratins bei der Behandl. d. Blutarmuth. *D. Archic. f. kl. Med.* 58.

— Kundig (A.). — Ueber die Wirkung des Ferratins bei der Behandl. d. Blutormuth. *D. Archic. f. kl. Med.* 53, p. 498.

— Lewis (L.). — Ueber die Eisentherapie. *Zatsch. f. kl. Med.* 21, p. 114.

1891. MACALLUM. — Absorption of iron. *Journ. of physiol.*
1891, April.

— MARFORI (P.). — Sulla ferratina (ferro degli alimenti)
Atti. accad.d.sc. med.e nat. in Ferrara. 1891,LXVII.
fasc. 1, 31, 57.

— MŒRNER (C. Th.). — Zur Frage über die Wirkungsart
d. Eisenmittel. *Zeitsch. phys. Chemie.* 18.

— SCHMIEDEBERG (O.). — Ueber das Ferratin und seine
diætet. und thérap. Anwendung. *Archiv. f. exp. Path.
u Pharm.* 33, p. 101.

— SÉE (Germain). — De la ferratine, son emploi comme
régime. etc. *Nouv. remèdes.* 1891, p. 413.

— SIEGFRIED. (M.). — Ueber Fleischsæure, Pharm. Cen-
trhalle. 1891 ; Dubois-Reymond's. *Archiv., Phys.
Abth.* 1891.

— WEISS (J.). — Therapeutische Mitteilungen, *Therao.
Monatshefte.* 1891, p. 359.

1895. BUNGE. — La Médication ferrugineuse. *Semaine médicale.* 1895, p. 186.

— LAPICQUE. — Sur l'élimination du fer par l'urine. *Arch.
de physiologie,* avril 1895, p. 289.

— AUSCHER et LAPICQUE. — Quelques recherches chimiques
sur un cas de diabète pigmentaire. *Jhrb. f. Thierchimie* 1895, p. 555.

— BUNGE (G.). — Ueber die Eisentherapie, *Verhandl. d.
Congr. f. in. Med.* XIII, p. 133, 147. 191, 192.

— DE FILIPPI (F.). — Sulla ferratina di Marfori Schmiedeberg, *Il policlinico.* 1895, p. 493.

— KUNKEL (A.). — Blutbildung aus anorganischem Eisen.
Pflüger's Archiv. 61. p. 595

— MACALLUM (A. B). — On the distribution of assimilated
iron compounds ether than haemoglobin and haema-
tins in animal and vegetable cells.*Quart. J. Micr.Sc.,
Lond.,* 1895, B, VIII, 179-261, 3 pl.

— MOCH. — Ueber den Einfluss des Eisens auf die Magenverdaung. *Diss Erlangen* 1895. *Husemann's Jahresbr.* 1895, p. 315.

1895. Noorden (C. van). — Altes und Neues zur Pathologie und Therapie der Chlorose, *Berl. kl. Woch.* 1891. 4 au 11 mars.

— Quincke (H.). — Ueber die Eisentherapie, *Verhandl. d. Congr. f. inn. Med.* XIII, p. 118 172, 192-183.

— Giovani-Scarpinato. — Sol potere ematogene del Cupro emolo. *Arch. de farm. e terap.*, 1895, p. 557.

— Vincenzo-Savoca. — Lo Zinco nelli anemia. *Arch. de farm. e terap.*, 1895, p. 218.

— Kobert. — Etat actuel de la question sur les effets pharmaco-dynamiques du cuivre. *Deutsch med. W.*, 1895, n° 3, p. 42.

— Rille. — Haemol hydrargyro-iodatum. *Wien. med. Blætter.* 1895. n° 20.

— Stockman (R.). — On the amount of iron in ordinary dieletaries and in some articles of food. *J. Physiol.*, Cambridge, 1896. XVIII. 484-489.

— Stühlen (A.). — Ueb. den Eisengehalt, verschiedener Organe mei anæbischen Zustænden, *Deutsches Arch. f. kl. Med.* 54, p. 248.

— Vay (F.). — Ueber den Ferratin und Eisengehalt der Leber. *Zeitschr. f. physiol. Chemie*, 20, p. 337.

— Woodruff (M. C.). — Iron and manganese in perfec-combination Gude's pepto mangan. *Am. Therapist* N. J. IV. 258.

— Sur l'action hématopoiétique de la carniferrine. *Nouv. remèdes* 1895, p. 157.

— Ueber Ausscheidung von in das Blut injectirtem Eisen durch den Urin. *Jahrb. f. Thierchimie.* 1895. p. 233.

1896. Battistini (J.). — Untersuchungen über die Resorption des Eisens nach Ferratindarreichung *Therap. Wochenschr.*, Wien, 1896, III, 113.

1896. BARTELT. — Ueber Haemol. *Ther. Monatschr* 1896, p. 533. Arsen-Haemol. ibid. p. 541.

— DEGLE. — Sur l'emploi de la ferripyrine, *Nouv. remèdes*, 1896.

— GAULE. — Ueber den Modus der Resorption des Eisens und das Schicksal einiger Eisenverbindungen. im Darm, *Deutrch. Med. Wochens* 1896, n° 19.

— SIMONI GUAGENTI. — Sol potere ematogeno dei metalli pesanti. *Arch. de farmac. e terap.*, 1896, p. 361.

— CLOETTA. — Ueber die resorption des eisens in form von Hæmatin und Hæmoglobin im Magem und Darmkanal. *Arch. f. exp. pathol. und pharm.*, XXXVII, p. 69.

— GRÜNFELD (S.), Gesammtbericht über die Kebert'schen resorbirbaren Eisen-praparate Haemol und Haemogallol. *Therap. Wochenschr.* Wien 1896 III, 121 et 147.

— HOCHHAUS und H. QUINCKE. — Ueber Eisen-Resorption und Ausscheidung im Darmkanal, *Arch. f. exp. Path.*, 37, p. 159.

— JOLLES (A). — *Zeitsch. f. phys. chem.* 21, p. 306

— KOBERT. — Sur les propriétés et l'action thérapeutique du bromure d'hémol. *Nouv. remèdes*, 1896 et Hydrargyro iodate d'hémol, ibid., p. 285.

— KRUPEZKY. — Vergleichende Wirkung des Haemogallols und Ferratins, *Wien med. Blätter* 1896, n° 50 u 51.

— RIVA-ROCCA. — Le iniezioni di sali di ferro nella cura delle anemie *Policl. medico*, 1896, p. 186-219.

— ROSNER. — Ferratin arsenikpillen, *Pharm. Centralh*, 1896, p. 245.

— SCHMIDT. — Werden bei der Behandl der Chlorose durch die neurdings empfohlenen Mittel : Aderlass und Schwitzen bessere Resultate erzielt als durch Eisen ? *Münich med. woch.* 1896, n° 27 en 28.

— STAHLSCHMIDT. — Ferrosol liq. ferri oxidati natrico saccabarati. *Pharm. Centrh.*, 1896.

— VENTRINI. — Les sels de fer et la résistance des globules

rouges dans la chlorose, etc. *Archives italiennes de biologie* 27, n° 2, *Revue de Mosso*, 1896, p. 11.

1896. WOLTERING. — Sul assortimento dei Sali di ferro. *Zeitsch. f. physiol. Chem.* B, XVI, p. 186.

— ODDI et LEMONACCO. — Sul valore fisiologico e terapeutico del ferro inorganico. *Sperimentale*. XLV. n° 13.

1897. BARBIER, FERNET. HUCHARD, etc. — Discussion sur le traitement de la chlorose. *Bull. général de thérapeutique* 1897, n° ,7 8 et 9.

— BURDYAN. (N). — Ueber den Einfluss des Eisens auf die Magensaft Ausscheidung *Ther. Monatsh.* 1897, p. 497.

— BATTISTINI. — Ancora a proposito della ferratina commerciale. *Policlinico medico* IV, 239 290. 4ᵉ année, n° 5.

— CLOETTA. — Ueber die Resorption des Eisens im Darm und seine Beziehung z. Blutbildung *Archiv. f. exp. Path. Pharm.* 38, p. 161.

— EGER. — Ueber die Regenerat. des Blutes und seiner Comp. nach Blutverlusten und die Einwirkung des Eisens auf diese Prozesse, *Zeitsch f. klin. Med.* 32, p. 355, t. XXXII, p. 335.

— GERULINOS. — Ueber die Wirkung des Ferratins bei Anemie und Chlorose. *Ther. Monatsh.* 1897. p. 113.

— HANSERMANN. (E.) *Zeitschr. f. physiol. Chemie.* Bd. XX (III, 1897), p. 586.

— HEIDENHAUSEN (G.). — Ueber einige neue Eiweisspraparate. *Diss. Gottingen*, 1897.

— ISRAEL. — Welches Eisenpraeparat soll man bei Chlorose anwenden ? *Ther. Monatsh*, 1897, p. 21.

— FOLLES (Ad). — Beitrag z quantit. Bestimung. des Eisens. im Blut. *Pflüger's Archiv.*. 55, p. 570.

— LÉPINE. — *Sem. méd.*, p. 197. 1897.

— PORTER. — Azione fisiologica della nucleo albumina e suo rapporto colla cura del ferro. *Policlinico medico* Suppl. III. p. 1173, sept. 1897.

— FRANCISCO MERCADANTO. — Studio comparativo sul

potere ematogeno di alcuni emoli e di alcuni metalli pesanti. *Arch. de farmac. e terapeut.*, 1897, p. 521.

1897. HAUSERMANN. — Die assimilation des Eisens *Zeitsch. f. physiol. Chem*, 1897, XIII, 9, p. 555.

— SCHREIBER et WALDVOGEL. — Ueber Sanose ein neues Eiweisspræparate. *Deutsche med. Wochenschr*, Leipz u Berl. 1897. XXII. Thérap Beil., 65 67.

— VIAUD. — Le fer végétal, *Bull. de Thérop. méd. chirurgic. obstétricale et pharmaceutique.* Paris, 1897. II. 264. 270.

— WARFVINGE. — Ueber Chlorose. und Eisenbehandlung. *Centralb. f. inn. Med.* 1897. p. 277.

— — Haemotrophine. *Pharm. Centralb.* 1897, p. 335.

1898. BUNGE (G.). — Die Assimilation des Eisens aus den Cerealien. *Zeitschr. f. Physiol. Chem.*, Strassb, 1898. XXV, 36-47.

— — *Zeitschr f. phys. Chimie.* 1897, XXV. p. 36-49.

— GEISSE (W.-P.). — Versuche uber neue Eisenpræparate (Bonn, Barnen, F. Sehblach u Co), 1898. 8°, 63 p.

— MARFORI (P.). — Die una nuova reazione per distinguere i composti organici di ferro dagli anorganici con alla ferratina. *Ann di Farnia. e chim.*, Milano, 1898, T, 433-441.

— VIS (G.-N.) u. TREUFEL (G.). Ueber die Verdaulichkeit einiger Eiweisspræparate. *München, Med. Wchnschr.*, 1898, XLV, 357.

— HOFFMANN. — Ueber Eisenresorption und Ausscheidung im menschlichen und thierischen Organismus *Arch. pathol. anat. u physiol.*, 1898, CLI, 3 p. 488.

1899. WASTON (L.-H.). — Albuminate of iron. *South, Pract,* Nashville, 1899. XXI, 151-157.

— PITTISI et MESSINO. — Sul potere ematogeno del nickel e del cobalt. *Arch. de form. et terap..* 1899. p. 1.

— LEGOIS. — Fer, cuivre ou arsenic dans les chloroses. *Journal des Praticiens,* 1899, 615.

1900. ALBANELLO (C.). — Contributio sperimentale interno alla
   eliminazone del ferro (ferratina) iniettato sotto la cutte.
   Ann. Farma. co. terap. et chim. biol.. Milano, 1900,
   nᵒ 1, 133.

—   CLOETTA (M.) — Ueber die therapeutische Verwandbar-
   keit des « Ferratogen » (Eisennuclein). *München,
   med. Wchnschr.,* 1900, XLVII. 760-762.

—   CLOETTA. — Kann das medicamentœse Eisen nur im
   Duodenum resorbit werden ?. (*Arch. f experiment.
   Path. u Pharm.,* 1900, XLIV, p. 363.

—   HIRSCHFELD. — Sicco, ein neues organisches Eisenpræparat. *Allg. med. Centr. ztg.* Berl. 1900, LXIX,
   459 461.

—   JOLLES. — Ueber ein neues eisen und phosphorhaltiges
   Nähr und Kræftigungsmittel « Fersan » genannt.
   Allg. Wien med. Ztg.. 1900, XVI, 256-257.

—   KRAUSS (W.). — Why Juse peptomangan Gude. An
   experimental demonstration. St-Louis Clinique. 1900,
   XIII, 311-312, et LXXVIII. 305-307.

—   LAUMONIER. — Notice sur le « Fersan » ; in *Nouveaux
   Remèdes,* 1900, nᵒ 23, 16ᵃ année. p. 259-539.

—   LINDE (O.). — Die Ermittelung des Eisengehaltes von
   liquor Ferri albuminati. *Apothek. Ztg.,* Berl.. 1900,
   XV, 422-424.

—   NATHAN (W.. — Ueber die Aufnahme und Ausschei-
   dung des Eisens der Eisen Somatose im thierischen
   Organismus. *Deutsche med. Wochenschr* Leipz. u.
   Berl.. 1900, XXVI, 132 134. 1. Taf.

—   SILBERSTEIN (J.). — Ueber ein neues Eisen Præparat,
   das Fersan. *Therap. Monatsh..* Berl., 1900, XIV.
   369-372.

—   ABDERHALDEN. — Die Resorption des Eisens, sein
   Verhalten im Organismus und seine Ausscheidung
   (*Zeitsch f Biol.,* 1900, XXXIX, 1, p. 113). — Assimi-
   lation des Eisens (*Z. f Biol..* 1900, XXXIX, 2.

p. 193). — Die Beziehungen des Eisens zur Blutbildung (*Zeitschf. f Biol.*, XXXIX. 4, p. 487).

1901. Franz Muller. — Experimentelle Beitrage zur Eisentherapie (*Deutsche med. Wochensch*, 20 déc. 1900).

— Cervello. — Les métaux pesants considérés comme médicaments hématogènes dans le traitement de l'anémie. *Journal des Praticiens*, 12 janv. 1901, p. 22.

— Jacquet (A.) (de Bâle). — De l'assimilation du fer inorganique et de son rôle dans le traitement de la chlorose. *Semaine médicale*. n° 7, 13 février 1901, p. 49.

— Coriveaud. — L'anémie et les métaux pesants, *Journal de médecine de Bordeaux*, 24 février 1901, p. 130).

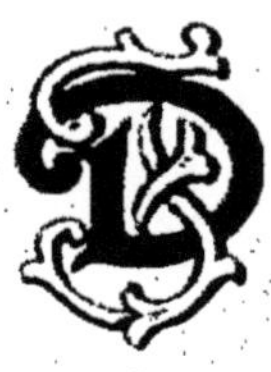

BÉZANÇAIS (INDRE) IMPRIMERIE F. DEVERDUN

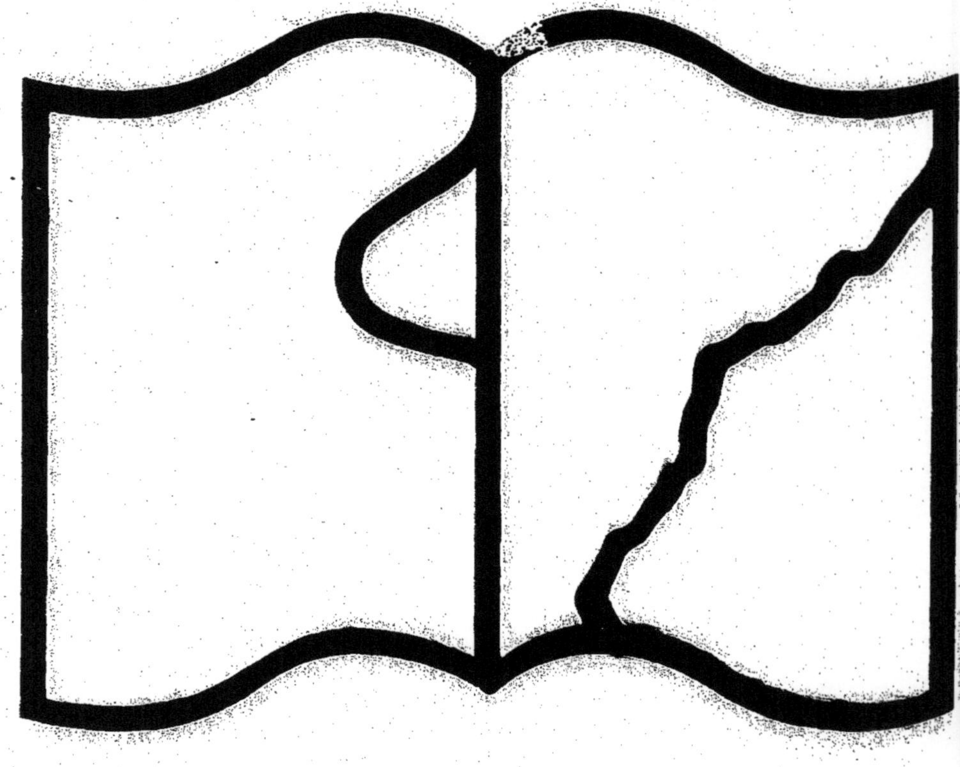

Texte détérioré — reliure défectueuse

NF Z 43-120-11

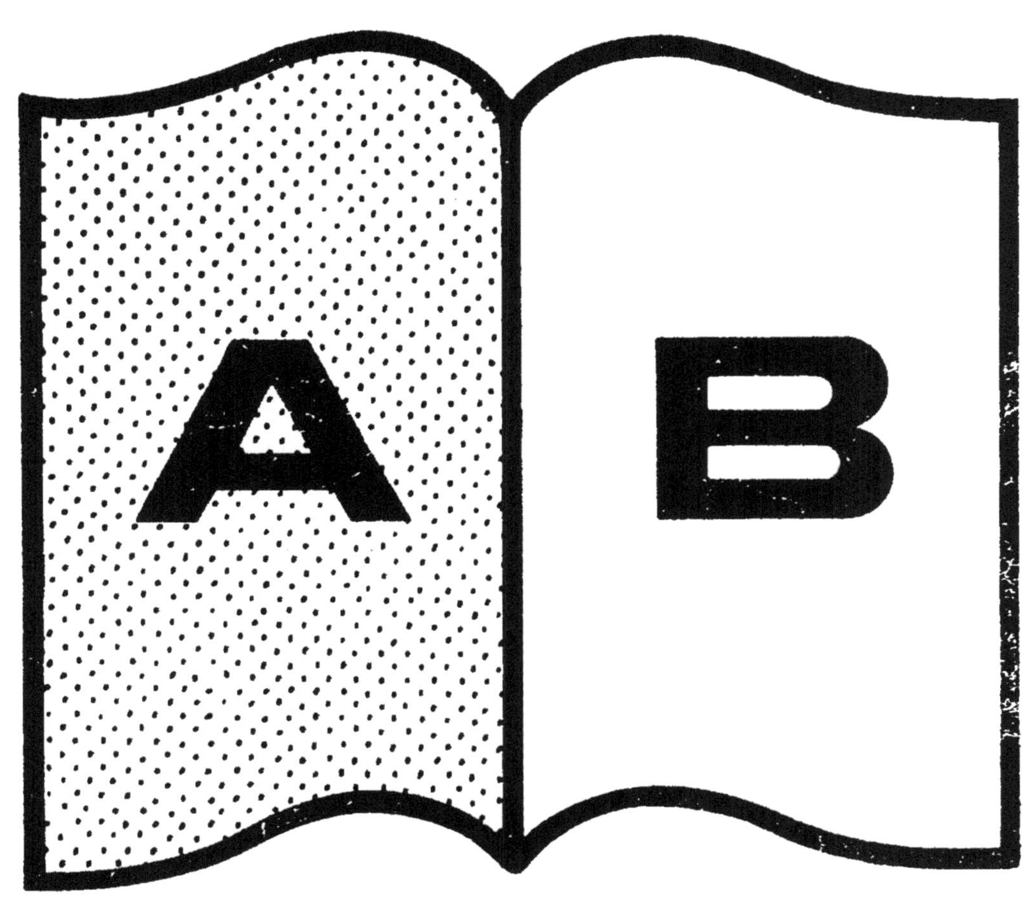

Contraste insuffisant

NF Z 43-120-14

www.ingramcontent.com/pod-product-compliance
Ingram Content Group UK Ltd.
Pitfield, Milton Keynes, MK11 3LW, UK
UKHW020333130726
13696UKWH00003B/1320